SANTO REMEDIO

SANTO REMEDIO

CIENTOS DE REMEDIOS CASEROS LLENOS DE SABIDURÍA Y CIENCIA

Doctor Juan Rivera

Santo remedio. Edición ilustrada
Primera edición: octubre de 2018
Segunda impresión: enero de 2019

© 2017, Dr. Juan Rivera
© 2019, Penguin Random House Grupo Editorial USA, LLC.
8950 SW 74th Court, Suite 2010
Miami, FL 33156

www.megustaleerenespanol.com

Diseño de cubierta: Víctor Blanco
Diseño de interiores: Fernando Ruiz
Fotografías del autor: Univision Communications Inc.
Fotografías de interiores: © iStock by Getty Images

Las fotografías que ilustran los ingredientes son una representación artística de los mismos.
Su apariencia, color y tamaño real pueden variar.
Los títulos y logotipos de UNIVISION y DR JUAN son las marcas de
Univision Communications Inc. o sus afiliadas y se usan bajo licencia.
The UNIVISION and DR JUAN names and logos are the marks of
Univision Communications Inc. or its affiliates and are used under license.

ISBN: 978-1-949061-06-2

Impreso en Canadá - *Printed in Canada*

Penguin
Random House
Grupo Editorial

A mis padres, Carmen y Juan Manuel,
quienes me enseñaron a encontrar la felicidad
en la sonrisa de los que me rodean...
que no existe mayor satisfacción que
la de amar, respetar y servir al prójimo.

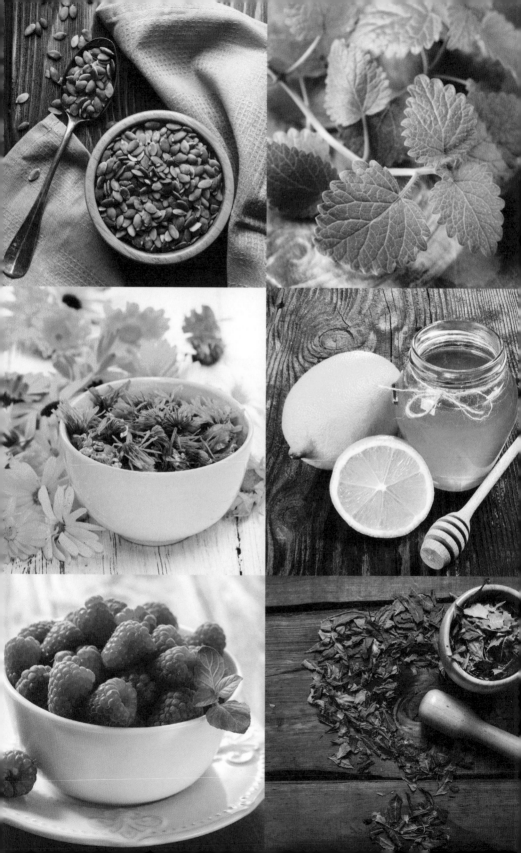

Índice

INGREDIENTES PARA
LOS REMEDIOS CASEROS

SECRETOS PARA TENER A MANO

REMEDIOS PARA PREPARAR EN CASA

ÍNDICE POR SÍNTOMAS O DOLENCIAS

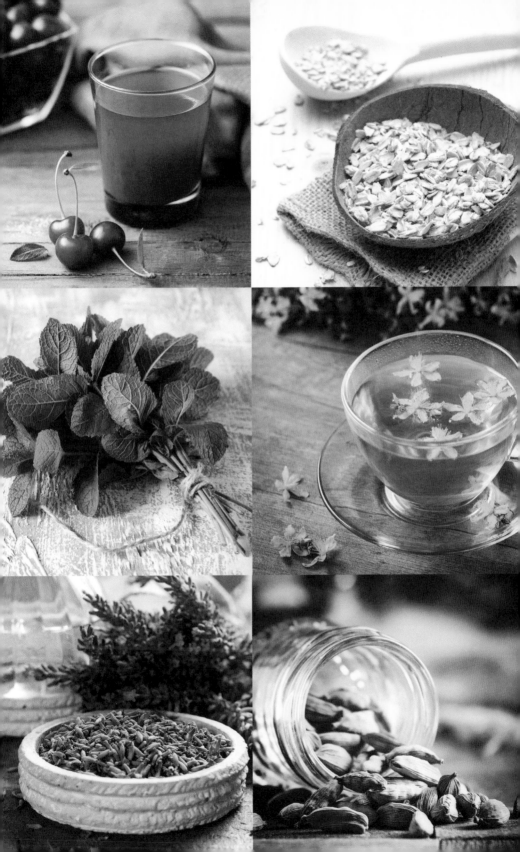

Introducción

Santo remedio es un libro que me ha dado muchas satisfacciones. Primero publicamos una edición con cientos de remedios caseros que fue muy bien recibida por los lectores. Y si fuiste una da las personas que ayudó a convertirlo en el bestseller que hoy es, quiero comenzar por agradecerte muy especialmente: sin tu apoyo eso no hubiera sido posible.

Han sido innumerables los mensajes que he recibido agradeciendo aquella edición y muchos los testimonios de cómo esos remedios caseros han funcionado. Esto nos ha animado para publicar el ejemplar que tienes en tus manos: una versión ilustrada, con 60 ingredientes a todo color y recetas para preparar los remedios.

Cada día compruebo más que en lo que a nuestra salud, cuidado y bienestar se refiere, estamos optando por una fusión entre lo alternativo y natural, y la medicina tradicional.

Cuando reflexiono sobre ese cambio en el pensamiento y sentimiento de muchos pacientes, se me ocurren algunas causas parciales: los posibles efectos secundarios de los medicamentos tradicionales, su costo tan elevado y la desconfianza ante un médico que te atiende por unos minutos, para finalmente recetar un medicamento tradicional. En otras palabras, la desconfianza en el proceso de esa cita médica se extiende a una desconfianza también hacia el medicamento.

Hace años comprendí que si quería servir bien a mis pacientes era necesario que buscara otras alternativas, que explorara, que aprendiera más sobre tratamientos naturales que pudiesen ayudarles. De esa convicción nació en 2014 mi programa *Medicina desconocida*, el cual me permitió viajar a diferentes partes del mundo y aprender y experimentar terapias menos convencionales.

Mi convicción fundamental sobre la práctica de la medicina y el punto de partida de este libro, *Santo remedio*, es que ni la medicina natural ni la tradicional son perfectas; el futuro de la medicina debe fundir lo mejor de ambas.

Antes de que comiences a leer este libro, me gustaría que tengas claridad en cuanto a los siguientes cuatro puntos:

1. No existen remedios santos. El título de este libro refleja ese dicho popular de nuestras abuelitas latinas cuando nos daban un remedio casero que funcionaba: "Mijo, te dije que eso era santo remedio". Los remedios caseros que he escogido para este libro son aquellos que me parece que tienen más respaldo científico o una explicación fisiológica que justifica su uso. A algunos de ustedes les funcionarán y a otros no; igual que cualquier medicamento.

2. No aconsejo que las mujeres embarazadas, las que están amamantando o los individuos menores de 18 años utilicen estos remedios sin consultar con su médico de cabecera.

3. No dejes de utilizar tus medicamentos a causa de que hayas decidido probar uno de los remedios que aparecen en este libro. Eso podría resultar peligroso. Como mencioné, creo en la medicina tradicional y he sido testigo del beneficio enorme de muchos medicamentos, terapias y vacunas. El arte se encuentra en saber extraer lo mejor de los remedios caseros o medicina complementaria, y lo mejor de los medicamentos y terapias convencionales.

4. Por ningún motivo dejes de acudir a tu doctor cuando sea necesario. Recuerda que la salud es nuestro mayor tesoro.

Soy un doctor formado académicamente de acuerdo con los cánones de la medicina tradicional, pero con una mente abierta y un deseo continuo de aprender sobre terapias naturales que podrían mejorar la calidad de vida de mis pacientes y mis televidentes.

Espero que la sabiduría y la ciencia de estos remedios caseros contribuyan a tu salud y bienestar. Recuerda que todo lo que nos hace bien es, de alguna manera, santo.

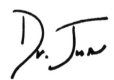

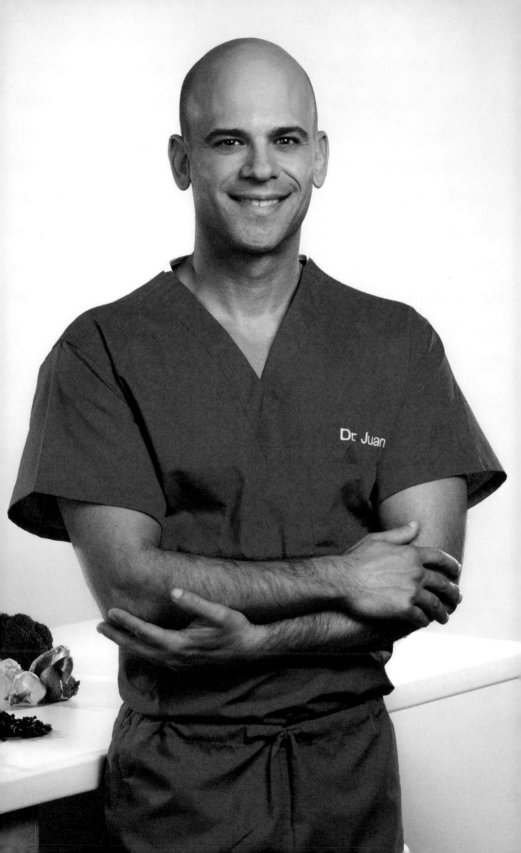

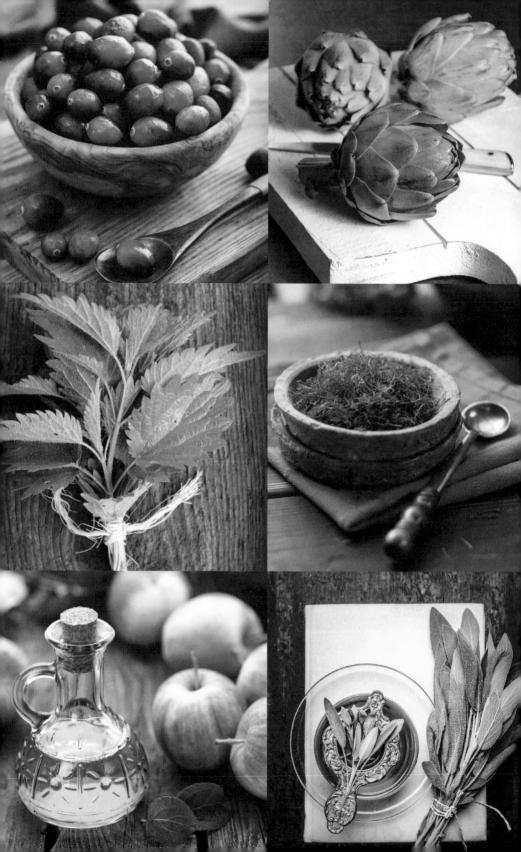

Ingredientes para los remedios caseros

Aceite de ricino

*Castor oil, Ricinus communis, **aceite de castor,
palma Christi, mano de Cristo***

Le llaman la mano de Cristo porque la planta, proveniente de África, que produce las semillas empleadas para crear este aceite tiene hojas cuya forma se asemeja a la palma de Jesús y, sobre todo, porque este ungüento ha curado muchas dolencias desde tiempos remotos. Los primeros que lo utilizaron fueron los egipcios hace más de cuatro mil años, especialmente para tratar irritaciones oculares y para proteger, limpiar y cuidar la piel. La Biblia menciona que Dios hizo crecer una planta de ricino en pleno desierto para cobijar al profeta Jonás mientras esperaba sus indicaciones.

- Emplear como laxante natural
- Aplicar para el cuidado de la piel
- Fortalecer las pestañas

Hay escritos que relatan sus usos curativos durante el siglo XVII en Europa y en América, especialmente para tratar problemas cutáneos. El terapeuta estadounidense Edgar Cayce la resaltó como una de las maravillas de la naturaleza a fines de 1800.

Por qué sí funciona

- Está clasificado por la FDA y la FAO como un laxante y estimulante seguro y eficaz.
- Contiene 90 % de ácidos grasos, como el ácido ricinoleico. Representa una de las mayores concentraciones naturales, lo cual puede explicar su poder curativo.
- Luego de ser procesado en el intestino delgado, las enzimas pancreáticas liberan glicerol y ácido ricinoleico, entre otras sustancias beneficiosas para el organismo.
- Está compuesto de vitamina E, minerales y proteínas, posee propiedades antibacterianas y es abundante en triglicéridos. Estas características lo hacen un agente efectivo para el cuidado de la piel. Estudios clínicos muestran que pacientes con dermatosis ocupacional pueden tener una reacción positiva al aceite de ricino o al ácido ricinoleico.
- Se ha demostrado que el ácido ricinoleico es eficaz previniendo el crecimiento de numerosas especies de virus, bacterias, levaduras y mohos. Esto hace que su uso tópico ayude a eliminar problemas de la piel, como el acné. Es ampliamente utilizado entre los ingredientes de productos cosméticos y maquillajes por su probada seguridad y eficacia.

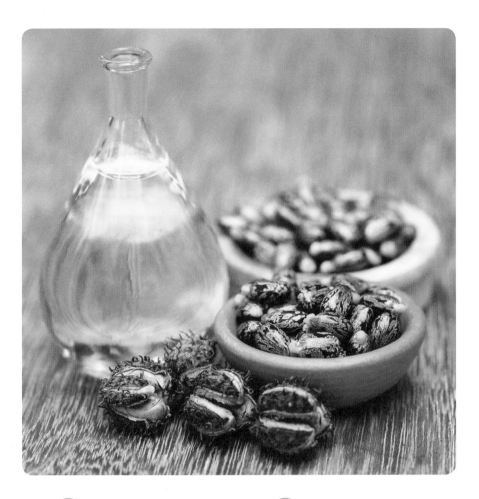

Cuándo usarlo

✔ Puedes usarlo una vez al día, con el estómago vacío, diariamente si lo necesitas.

Ver los remedios en la página • 142

Consejos y datos

✔ Si no te molesta el sabor, toma una cucharada de aceite sin diluir, con agua y limón, antes de acostarte, durante siete días.

✔ No usarlo durante el periodo menstrual, si tienes síntomas de apendicitis, obstrucción o perforación intestinal.

Ajo

Garlic, *Allium sativum*, ajos, ajo blanco

Existen datos acerca de su uso milenario en la medicina china, ayurveda, india y tradicional europea como cura y prevención para distintos males. Según variadas fuentes, sus efectos pueden ser tan concretos como el de combatir la viruela, o tan fantásticos como el de espantar vampiros.

- Bajar niveles de colesterol y triglicéridos
- Reforzar el sistema inmunológico
- Controlar el hígado graso
- Bajar la presión sanguínea
- Disminuir el riesgo de algunos tipos de cáncer

Heródoto, historiador griego, cuenta que las pirámides de Egipto pudieron ser levantadas gracias al consumo de este bulbo, pues los faraones se lo suministraban a sus esclavos para ayudarlos a mantenerse firmes ante tal esfuerzo físico. También fue usado por las milicias griega y romana para mantenerse saludables frente a las batallas. Asimismo, Hipócrates lo utilizó como apoyo en tratamientos contra una variedad de enfermedades, especialmente respiratorias.

Actualmente, pueblos remotos de los Andes y el Himalaya lo emplean para mejorar su capacidad de oxigenación, como antibiótico natural y como fortalecedor de las defensas.

Por qué sí funciona

♦ Sus propiedades antibacterianas y antibióticas están ampliamente documentadas. Se deben a sus extractos y aceites esenciales, especialmente la alicina. Existen estudios demostrando que ayuda a reducir el número de resfriados y gripes, así como la duración media de sus síntomas.

♦ Investigaciones de las universidades Nacional de Taiwán y Rutgers de Nueva Jersey demostraron que la alicina reduce la acumulación de grasa, el estrés oxidativo y la inflamación del hígado.

♦ Estudios recientes realizados por la Escuela de Salud Pública de la Universidad de Ciencias Médicas de Irán probaron que la combinación de ajo y jugo de limón mejora los niveles de colesterol total, la presión arterial sistólica y diastólica, y reduce el índice de masa corporal.

♦ Según estudios del Instituto Nacional del Cáncer de Estados Unidos, "existe una relación entre el aumento del consumo de ajo y una reducción en el riesgo de ciertos tipos de cáncer, como los cánceres de estómago, colon, esófago, páncreas y seno (mama)".

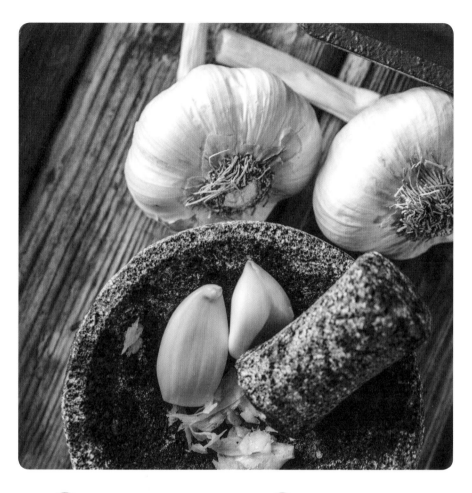

Cuándo usarlo

✔ Diariamente. Incorpóralo a tu dieta o como suplemento.

Consejos y datos

✔ Es mejor comerlo crudo.
✔ Triturarlo activa sus compuestos curativos.
✔ Masticar perejil, menta, semillas de anís o enjuagar la boca con jugo de limón disminuye su olor.
✔ No consumirlo durante las dos semanas previas a una cirugía.

Albahaca

Basil, *Ocimum basilicum*, alhábega, *holy basil, tulsi*

Los egipcios utilizaban la albahaca en sus rituales religiosos, y era uno de los ingredientes empleados para momificar a sus faraones. Los romanos la usaban en la cocina y era el regalo perfecto para las mujeres enamoradas: ¡más cotizada que un ramo de flores! En el Medievo se le atribuía el poder de defender del diablo a quienes ponían ramitos de esa planta en sus puertas y ventanas.

- Tratar la inflamación general
- Tratar dolores en general
- Desintoxicar
- Combatir microbios y virus
- Mejorar la digestión
- Mejorar el estado anímico

Para el hinduismo, *tulsi*, como llaman a esta planta, es la hierba sagrada y la reina de todas desde hace más de cinco mil años. La mencionan en los himnos y textos sagrados sánscritos conocidos como *Rigveda*. Actualmente, se le conoce como la hierba de la felicidad o la que anima el espíritu, pues según la tradición basta olerla para llenarse de buena energía, calmar la mente y alejar la tristeza.

Por qué sí funciona

- Contiene aceites esenciales como eugenol, citronelol y linalool, que ayudan a disminuir la inflamación, principal causa de la mayoría de las enfermedades, especialmente las de tipo reumatoide.
- Estos aceites ayudan a impedir el desarrollo y crecimiento de parásitos intestinales y bacterias con más eficacia que algunos antibióticos tradicionales.
- Algunos estudios han encontrado que su uso mejora la producción de enzimas desintoxicantes, eleva las defensas, reduce la acumulación de grasa en el hígado y restaura los niveles de acidez o pH del cuerpo.

- Es considerada una hierba adaptógena natural, ya que posee propiedades para combatir el estrés. Un estudio del Instituto de Ciencias Médicas de Rohtak, India, mostró una disminución no solo del estrés oxidativo, sino también de otros efectos relacionados: se redujeron los niveles de azúcar en la sangre y aumentó la protección cardiovascular.
- También beneficia la función del cerebro, estimulando los neurotransmisores que regulan nuestro estado anímico. Se ha comprobado que la administración de suplementos del aceite esencial de albahaca disminuye las hormonas del estrés, como la corticosterona.

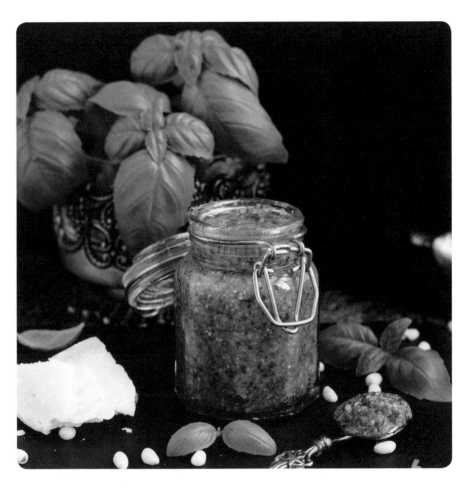

Cuándo usarla

✔ Diariamente, a cualquier hora. Puedes incorporarla a tu dieta regular.

Ver los remedios en la página 143

Consejos y datos

✔ Puedes agregar albahaca fresca a tus bebidas.

✔ Es considerada segura, pero su aceite esencial puede irritar las mucosas en dosis muy elevadas. No se aconseja en caso de úlceras gastroduodenales, gastritis, enfermedad de Chron o Parkinson.

Alcachofa

Artichoke, *Cynara scolymus*, alcaucil

Los antiguos egipcios disfrutaban esta sencilla planta silvestre, a la cual consideraban un afrodisíaco. Luego, los romanos y griegos se encandilaron con su textura, sabor y propiedades curativas. Y durante siglos, especialmente en Europa, fue un placer destinado solo a la realeza o a la élite más acaudalada.

- Apoyar la nutrición del hígado
- Tratar el síndrome de colon irritable
- Disminuir el azúcar en la sangre y el colesterol
- Mejorar el flujo sanguíneo
- Reforzar el sistema inmunológico
- Prevenir el cáncer

En la década de 1920, el mafioso neoyorquino Ciro Terranova quiso apropiarse de los derechos de distribución en Estados Unidos. Usando sus mañas, se apropió de toda la producción enviada desde California para tener su monopolio en la ciudad, vendiéndola luego a precios ridículamente altos. Para contrarrestarlo, el alcalde de la ciudad la declaró un producto ilegal durante una semana, echando abajo el negocio de quien, hasta 1930, se hacía llamar el Rey de la Alcachofa.

Por qué sí funciona

- La cinarina que posee estimula los procesos digestivos y metabólicos, aumenta el flujo sanguíneo, activa la función del páncreas, de la vesícula biliar y del hígado, e inhibe la síntesis de colesterol LDL.
- Estudios científicos corroboran que mejora la secreción de ácido biliar, facilitando la digestión de las grasas.
- Ayuda a regular los niveles de azúcar e insulina en la sangre y a mantenerlos estables.
- En estudios con animales, los extractos líquidos de las raíces y las hojas han mostrado una gran capacidad para proteger el hígado, ayudando a regenerar las células.

- Posee antioxidantes y fitonutrientes que combaten los radicales libres y el estrés oxidativo del organismo. Infinidad de estudios demuestran el papel de antioxidantes como la quercetina o el ácido gálico, presentes en la alcachofa, combatiendo el crecimiento de tumores cancerosos.
- Uno de los antioxidantes más poderosos que contiene es el flavonoide silymarin, el cual protege el hígado.
- Otros estudios han demostrado que también puede aliviar los síntomas asociados al síndrome del intestino irritable.

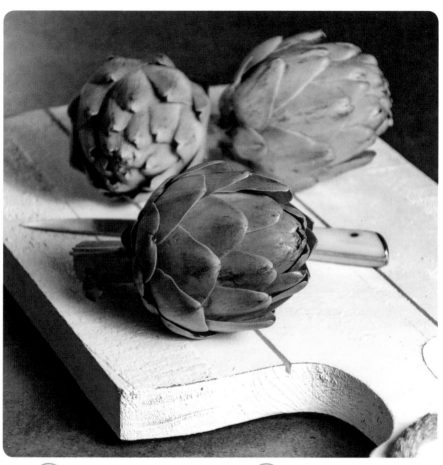

Cuándo usarla

✔ Incorpórala a tu dieta regular.

Consejos y datos

✔ Las hojas se utilizan para infusiones.

✔ Puedes hervirlas y luego asarlas levemente.

✔ Puedes consumir diariamente suplementos de alcachofa, una o dos tabletas, de una a tres veces al día, media hora antes del almuerzo o la cena.

Ver los remedios en la página 144

Alfalfa

Alfalfa sprouts, *Medicago sativa,*
brotes de alfalfa, alholva, trebolillo, *lucerne*

Originaria del Cáucaso, Mesopotamia y Siberia, la alfalfa fue cultivada desde los orígenes de la civilización como forraje para ganado por su capacidad para generar energía y aumentar de peso. Los persas la cultivaron por primera vez y esparcieron su uso cuando invadieron otras civilizaciones, como la romana y la griega. Para los árabes, la alfalfa era el "padre de todos los alimentos". La medicina ayurvédica de India incorporó las semillas, los brotes, hojas y tallos desde sus inicios. Esta sabiduría milenaria asegura que la planta tiene importantes propiedades derivadas de su raíz, que alcanza más de 12 metros y absorbe los minerales más evasivos; entre estos, el más importante es el manganeso, vital para la elaboración de insulina. También lo considera un alimento alcalinizante, perfecto para acumular beneficios en el cuerpo que le den una vejez sana y vigorosa.

- Mejorar el apetito
- Aumentar de peso
- Apoyar la salud muscular y ósea
- Mejorar cicatrizaciones
- Eliminar líquido
- Disminuir el colesterol y el azúcar

Por qué sí funciona

♦ Un análisis de su potencial farmacológico reveló que protege el sistema nervioso, disminuye el colesterol, funciona como antioxidante, combate microbios en el cuerpo, aumenta el estrógeno y funciona como terapia complementaria en el tratamiento de la enfermedad cardíaca, accidentes cerebrovasculares, cáncer, diabetes y los síntomas menopáusicos.

♦ Es uno de los mejores diuréticos naturales, pues actúa suavemente en los riñones, combatiendo la inflamación de la vejiga y la retención de líquidos.

♦ Según el Departamento de Agricultura de Estados Unidos, contiene más proteínas que el trigo y el maíz, pero solo la mitad de los hidratos de carbono.

♦ Es excelente para los niños que no están creciendo lo suficiente, o para quienes necesitan aumentar de peso saludablemente.

♦ La vitamina K, calcio, hierro, fósforo y manganeso que contiene ayudan a prevenir e incluso tratar la osteoporosis, la inflamación y a mantener la salud dental. La vitamina K es esencial para la coagulación de hemorragias y la cicatrización.

♦ Se ha demostrado su capacidad para bajar los niveles de glucosa de la sangre.

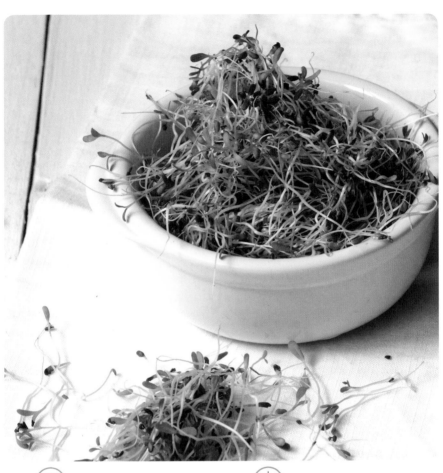

Cuándo usarla

✔ Incorpórala a tu dieta regular. A cualquier hora.

Ver los remedios en la página · 144

Consejos y datos

✔ Puedes agregarla a cualquier ensalada, guiso, sopa o pasta.
✔ Sus semillas contienen las mismas propiedades y son una opción sencilla para incorporar diariamente como merienda.
✔ También puedes adquirirla como suplemento.
✔ Debes evitarla si padeces de lupus.

Aloe vera o sábila

Aloe vera, sábila, áloe de Barbados, áloe de Curazao, lily del desierto

De Oriente a Occidente, desde los egipcios hasta la actualidad, el aloe vera ha sido bautizado como "planta de la inmortalidad", "sanadora silenciosa", "fuente de la juventud", "hormona de las heridas", "planta de los cien años", "remedio armónico", entre un sinfín de nombres que resaltan sus méritos.

- Tratar problemas digestivos
- Mejorar la digestión
- Emplear como laxante y depurador
- Utilizar como desinfectante
- Curar quemaduras, picaduras y otros problemas cutáneos
- Hidratar la piel

Escritos encontrados en tablas de arcilla de los sumerios detallan recetas que lo usan para curar distintas molestias y enfermedades, especialmente digestivas. En el *Papiro Ebers* del antiguo Egipto, uno de los documentos médicos más antiguos que se conoce, se menciona su empleo en el tratamiento de innumerables afecciones.

Muchos siglos más tarde, según la Biblia cristiana, cuando Jesús murió, Nicodemo hizo la misma mezcla de los egipcios y untó su cuerpo con aloe y mirra antes de envolverlo con lienzos y dejarlo en el sepulcro, tal como señalaba la tradición judía.

Por qué sí funciona

- Tiene propiedades desinfectantes, cicatrizantes, antialérgicas, antiinflamatorias, hidratantes y laxantes.
- La Universidad de Chicago ha realizado estudios que confirman la efectividad del aloe vera para tratar quemaduras de primer y segundo grados de la piel. La combinación de ácido acetilsalicílico, magnesio y un espectro antimicrobiano le permite penetrar en los tejidos dañados, reduciendo el dolor y la inflamación, así como previniendo la necrosis y la pérdida de tejido.
- Puede mejorar la textura y el aspecto de la piel, reduciendo el enrojecimiento y retardando el envejecimiento al aumentar la producción de colágeno y mejorar la elasticidad.
- La revista *Discovery DSalud* publicó los múltiples beneficios de esta planta en la prevención y disminución de afecciones bucales y faríngeas, eliminando la placa bacteriana de la boca y encías con tanta eficacia como enjuagues que contienen clorhexidina.
- El Instituto de Ciencia y Medicina Linus Pauling descubrió, en 1985, que el consumo habitual afectaba beneficiosamente al aparato digestivo, mejorando condiciones como la colitis, la acidez estomacal y el colon irritable.

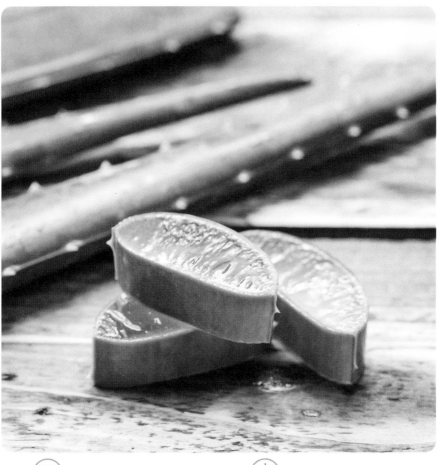

Cuándo usarlo

✔ Como licuado, en ayunas, al menos 30 minutos antes de comer.

Ver los remedios en la página • 145

Consejos y datos

✔ Lávala y quítale las espinas antes de abrirla.

✔ Las cáscaras congeladas pueden utilizarse como compresas.

✔ Hay reservas sobre su uso como laxante, pues la aloína contenida en la cáscara puede resultar demasiado agresiva para el tracto digestivo.

Arándanos agrios

Cranberries, *Vaccinium macrocarpon*, arándanos rojos, arándanos americanos, bayas rojas, bayas grullas

Este fruto agrio, pequeño y de un rojo intenso ha tenido muchos nombres, pero el de *cranberry* se lo debe a los primeros colonos alemanes y holandeses, quienes encontraron las flores y tallos similares a la cabeza de la grulla, que en inglés es *crane*. Junto a la uva tipo Concord y a los arándanos azules, es una de las tres frutas consideradas 100 % estadounidenses.

- Tratar y evitar infecciones urinarias
- Tratar y evitar enfermedades periodontales (dientes y encías)

Mucho antes de que los colonizadores europeos llegaran, los curanderos locales usaban arándanos para tratar enfermedades digestivas, hacer cataplasmas y extraer el veneno de las heridas que se hacían con las flechas. Los peregrinos, en tanto, cargaban sus barcos con arándanos para prevenir el escorbuto, o deficiencia de vitamina C. Y a los nativos odawa y ojibwe les debemos la tradición de salsa de arándanos en nuestras celebraciones de *Thanksgiving*.

Por qué sí funciona

♦ Según un estudio publicado en la *Journal of Agricultural and Food Chemistry*, de Estados Unidos, los arándanos agrios contienen más antioxidantes fenólicos que la mayoría de los frutos más consumidos a nivel mundial. Además, poseen gran cantidad de fitonutrientes, los cuales funcionan como antioxidantes, antiinflamatorios y anticancerígenos.

♦ Los arándanos son uno de los productos naturales más utilizados en el tratamiento y prevención de las infecciones del tracto urinario por la propiedad antiadherente de su jugo, que impide a determinadas bacterias adherirse a las células del cuerpo humano. Esta cualidad funciona también con el sistema digestivo y la zona bucal.

♦ En el caso de las enfermedades periodontales, de acuerdo con un estudio publicado en *The Journal of the American Dental Association,* el jugo de arándano también ha demostrado tener esa capacidad antiadherente para las bacterias en los dientes y encías, reduciendo de esta manera la placa dental y las infecciones bucales.

♦ Ocasionalmente, puede generar problemas como cálculos renales, o tener ciertos efectos colaterales en conjunto con algunas medicinas anticoagulantes como Warfarin.

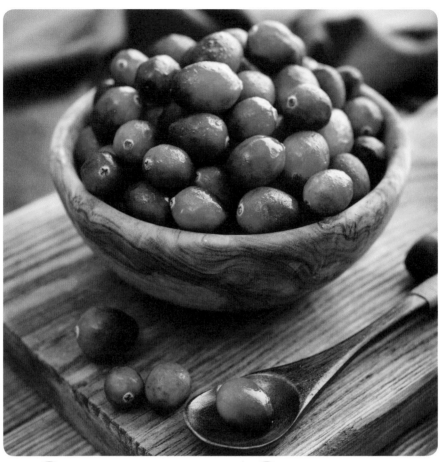

Cuándo usarlos

✔ Cuando sientas molestias o dolor al orinar, o cuando tengas incontinencia urinaria ocasional.

✔ Cuando tengas molestias o inflamación en las encías.

Ver los remedios en la página 146

Consejos y datos

✔ Tómalo por, al menos, 10 días para que la infección desaparezca.

✔ Para prevenir infecciones urinarias, bebe uno o dos vasos diarios, lo más puro posible y sin edulcorantes.

✔ Si te parece muy ácido, añádele jugo de manzana.

Avena

Oatmeal, Avena sativa, oat

La avena es uno de los granos más antiguos que se conocen, aunque no siempre contó con la excelente reputación que tiene hoy. Entre las excavaciones realizadas en ruinas de Egipto se han descubierto indicios de que en esa antigua civilización la usaban exclusivamente para alimentar al ganado. Sin embargo, comenzó a ser cultivada en la Edad de Bronce, entre los años 1500 y 500 a. C. Fueron los romanos quienes se encargaron de distribuir este grano a sus distintas colonias, especialmente a Inglaterra y Escocia. Allí se creó el *porridge*, una mezcla de avena molida, cocinada con agua. Luego, al agregarle leche, frutos secos, canela y azúcar morena, se convirtió en uno de los platillos típicos para el desayuno en varios países europeos, perfecto para las largas jornadas de trabajo de los hombres de la época.

- Bajar el colesterol
- Combatir el estreñimiento
- Mejorar la textura de la piel
- Ayudar a curar problemas menores de la piel

Por qué sí funciona

- La avena tiene mayor cantidad de proteínas que la mayoría de los cereales e hidratos de carbono complejos, lo que ayuda a proporcionar una buena dosis de energía durante las horas siguientes a su consumo. También contiene abundante fibra de tipo soluble e insoluble, ayudando al proceso digestivo y a mantener una adecuada flora intestinal. Además, posee actividad antioxidante, antiinflamatoria y de absorción de rayos ultravioleta.

- Distintos estudios han demostrado que su consumo ayuda a reducir los niveles de colesterol "malo" (LDL).

- Su valor como limpiador de la piel y humectante se debe a la concentración de saponinas, sustancias semejantes al jabón. Estas, además de limpiar, contienen agentes antiinflamatorios, calmantes y protectores. Esto ha impulsado su incorporación en todo tipo de productos de belleza y cuidado personal.

- De acuerdo con la División de Dermatología de la Universidad de Louisville, Estados Unidos, la harina de avena coloidal calma y mejora la dermatitis atópica y el eccema, aliviando la picazón, la sequedad y la calidad de vida de quienes los padecen.

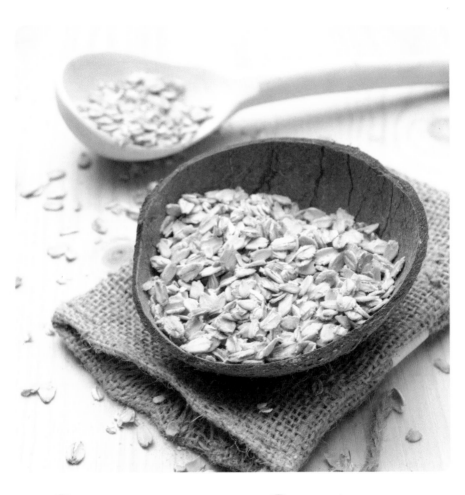

Cuándo usarla

- ✔ Incorpórala a tu dieta regular, por la mañana en el desayuno, especialmente si padeces de colesterol alto o problemas de estreñimiento.

Consejos y datos

- ✔ Si estás tratando de bajar de peso, puedes reemplazar la leche por agua.
- ✔ Úsala regularmente para el cuidado de la piel, especialmente si la tienes sensible, o para el cuidado de bebés y adultos mayores.

Ver los remedios en la página 147

Azafrán

Saffron, Crocus sativus

En las antiguas civilizaciones de Fenicia, India y Roma le atribuían al azafrán virtudes afrodisíacas, de alegría y amor. Según la mitología griega, Zeus descansaba en un lecho de azafrán para recibir todos esos beneficios. Los frescos del Palacio de Cnosos, en Creta, tienen varias representaciones

• Mejorar el estado anímico
• Combatir la depresión
• Moderar el apetito

que demuestran que era parte fundamental de la vida cotidiana. Incluso las deidades llevaban túnicas teñidas con este, al igual que hoy lo hacen los monjes budistas.

Los egipcios lo incluían en su incienso, llamado *kyphi*, y los romanos lo quemaban con mirra en honor a sus dioses, mientras que los fenicios lo usaban en pasteles para la fertilidad que ofrecían a Astarté, la diosa de la luna.

Su cultivo es extremadamente delicado, pues la flor abre al amanecer y debe ser cultivada al instante, o pierde su aroma y sabor característicos, haciéndola la más costosa de las especias.

Por qué sí funciona

♦ Al menos ocho investigaciones de universidades de varios países respaldan el uso de las flores y el estigma del azafrán para tratar la depresión.

♦ Según algunos estudios, el extracto de azafrán puede funcionar casi tan bien como los medicamentos antidepresivos fluoxetina (Prozac) e imipramina. Un estudio realizado en Irán en 2005 mostró que 30 mg de azafrán, administrados diariamente a personas con depresión leve a moderada, durante el transcurso de seis semanas, parecen ser comparables en eficacia a 20 mg de fluoxetina.

♦ Una investigación realizada en Japón en 2011 comprobó que someter a mujeres saludables, pero ansiosas, al aroma de azafrán puede causar una reducción leve del estado de ansiedad en unos 20 minutos.

♦ También se ha estudiado su impacto en la disminución del apetito. En 2010, la revista *Nutrition Research*, de Nueva York, publicó un estudio realizado en Francia que mostró que dosis altas (176.5 mg) de extracto de azafrán parecen reducir la ingesta de refrigerios y aumentar la sensación de saciedad en mujeres saludables, pero con sobrepeso.

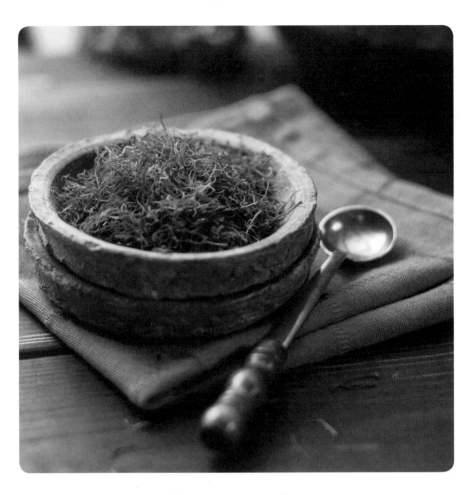

Cuándo usarlo

✔ Como apoyo en un plan de dieta para bajar de peso o para tratar un cuadro depresivo. Úsalo dos veces al día como máximo.

Ver los remedios en la página 147

Consejos y datos

✔ No deben usarse más de 15 a 20 mg diarios.

✔ Consumir por solo ocho semanas consecutivas.

✔ Su estigma deshidratado se usa como especia o para suplemento.

✔ Más de 200 mg diarios pueden causar náuseas y vómitos.

Bicarbonato de sodio

Baking soda, Nahcolite, bicarbonato de soda, natrón, citrocarbonate

El bicarbonato de sodio es una especie de sal hecha de las cenizas de algunas plantas. Los primeros indicios de su uso provienen del antiguo Egipto, donde lo obtenían de los lagos salados que se evaporaban. Era un producto muy preciado que servía como jabón y en la momificación de sus faraones, entre otras cosas. A finales del siglo XVIII, un químico francés desarrolló una fórmula para obtenerlo artificialmente y, más tarde, dos pasteleros neoyorquinos que buscaban

- Tratar problemas digestivos como la acidez
- Emplear como desinfectante microbiano
- Curar quemaduras, picaduras y otros problemas cutáneos
- Exfoliar la piel
- Combatir el mal aliento

un método más económico que la levadura para elevar el volumen de la masa dieron con la fórmula para producir una variante del bicarbonato. En 1846, el doctor Austin Church y su socio John Dwight fabricaron el bicarbonato de sodio, como lo conocemos hoy, y un año más tarde crearon la marca Arm & Hammer, que sigue siendo la más conocida del mundo.

Por qué sí funciona

- En 1924, el Dr. Volney S. Cheney comentaba el exitoso resultado de sus experimentos usando bicarbonato de sodio para tratar resfriados comunes y gripe.
- Ayuda a aliviar la acidez estomacal y la indigestión ácida al aplacar el ácido clorhídrico que se produce en el estómago.
- Tiene este mismo efecto en el tracto urinario, evitando y aliviando las infecciones al reducir los índices de acidez en la orina.
- Su capacidad alcalina le permite ayudar también con las molestias de la piel,

gracias a su efecto neutralizador del pH de la sangre.
- El uso como exfoliante se basa en su porosidad, que pule las superficies, y en sus propiedades antisépticas, que ayudan a eliminar bacterias de la piel.
- Ese mismo principio antiséptico y antimicrobiano funciona para atacar el mal aliento, ya que el bicarbonato elimina las bacterias que lo causan y evita la inflamación de las encías. Además, pule la superficie de la lengua y los dientes, eliminando sarro y suciedad en general, sin dañar la mucosa de la boca.

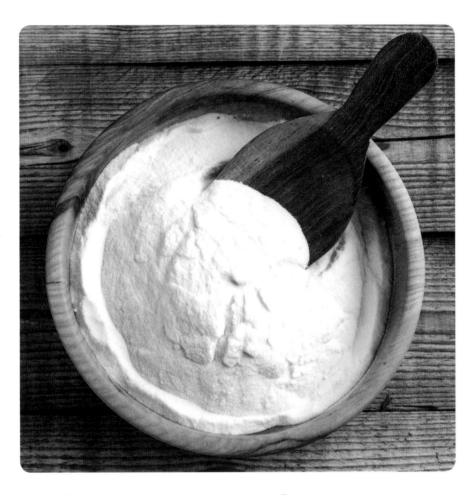

Cuándo usarlo

✔ Para molestias estomacales, bebe ¼ de cucharadita de bicarbonato en una taza de agua, durante dos semanas como máximo.

✔ Puedes usarlo para exfoliar.

Consejos y datos

✔ Consulta con tu especialista sobre la cantidad de sodio en tu dieta, pues al ingerir bicarbonato aumentas la cantidad en el cuerpo.

✔ Enjuaga tus dientes cada 15 días con esta mixtura para prevenir la proliferación de bacterias.

Ver los remedios en la página **148**

Cacao

Cacao bean, *Theobroma cacao*, cacaotero

Cuando los españoles llegaron a las tierras de los aztecas, el emperador les ofreció una exótica bebida a los conquistadores llamada *xocolatl*. Estaba hecha de una semilla hasta entonces desconocida por los europeos: el *cacahuat* o cacao, mezclado con miel y vaini-lla. Los aztecas lo conocieron a través de los mayas y olmecas, que fueron quienes bautizaron a la semilla: *cac*, que significa "rojo", el color de la cáscara; y *cau*, que significa "fuerza" y "fuego", las propiedades que, según ellos, otorgaba este pequeño alimento.

- Mejorar la atención y el estado de alerta
- Combatir el cansancio
- Mejorar el estado anímico

Con esa buena fama llegó a Europa y causó tal fascinación que, durante al menos tres siglos, las bebidas de chocolate endulzadas con azúcar y aromatizadas con canela fueron un gusto destinado solo a los aristócratas.

Por qué sí funciona

◆ El cacao es considerado un superalimento debido al aporte nutritivo de sus componentes, como proteínas, calcio, carotenos, magnesio y ácidos grasos esenciales, entre otros. Además, está repleto de antioxidantes que combaten los radicales libres que atacan las células. Mientras más oscuro es el chocolate, mayor es la cantidad de antioxidantes.

◆ La mezcla de los nutrientes del cacao ayuda a mantener el colesterol en niveles normales, mejora la función cardiaca y ayuda a reducir los riesgos de cáncer.

◆ También se ha probado que el cacao, en especial si se consume crudo, estimula ciertos neurotransmisores que nos ponen más alegres y nos dan esa sensación de bienestar.

◆ De acuerdo con una investigación publicada en *The American Journal of Clinical Nutrition*, los flavonoides presentes en el cacao mejoran las habilidades de la mente.

◆ Un estudio similar demostró que los flavonoides mejoran las habilidades de pensamiento frente al deterioro cognitivo leve en los adultos mayores y, paralelamente, ayudan a disminuir la presión arterial y a lograr una mejor resistencia a la insulina.

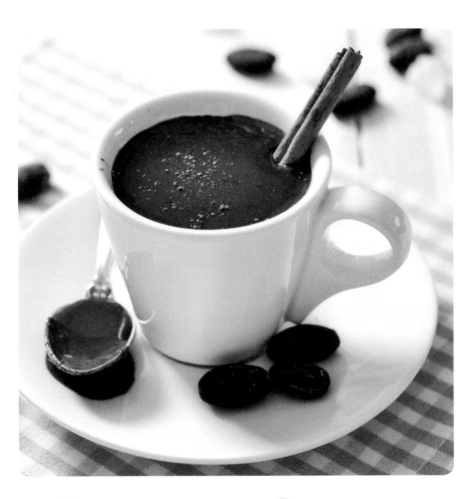

Cuándo usarlo

✔ Agrégalo a tu dieta regular. Tómalo por la mañana o en cualquier momento para combatir el cansancio, en reemplazo del té o el café.

Ver los remedios en la página 149

Consejos y datos

✔ Lleva contigo una barrita de chocolate oscuro, con al menos 75 % de cacao, para inyectarte energía o por si sientes ansiedad de algo dulce.

✔ El cacao amargo en polvo, sin azúcar, concentra la mayor cantidad de flavonoides.

Caléndula

Calendula, Calendula officinalis, Calendula arvensis, marigold

Oriunda de los países de la ribera del Mediterráneo y zonas de Asia, la caléndula fue bautizada por los romanos, y quiere decir "calendario pequeño". Popularmente, también la han llamado la flor de la Virgen María, debido a su empleo en algunas ceremonias realizadas por los primeros cristianos católicos. En las culturas griega y romana tenía

- Aliviar la inflamación y las hemorroides
- Aliviar dolores musculares y de oídos
- Inducir el sueño
- Combatir virus y bacterias bucales
- Aliviar dermatitis y úlceras cutáneas

múltiples usos, desde teñir algunos platillos y quesos, gracias a que es comestible y puede reemplazar al azafrán, hasta para ceremonias y festejos. En India tenía usos tanto culinarios y medicinales como religiosos, ya que era utilizada en la elaboración de ofrendas para sus deidades. Lo mismo hacían los mayas y aztecas en este lado del mundo. De hecho, hasta la actualidad es una de las flores más usadas en los adornos de la celebración mexicana del Día de los Muertos.

Por qué sí funciona

- ◆ Fue designada "Hierba del Año" en 2008 por la diversidad de usos y el valor de sus compuestos. Es un producto natural analgésico, antiinflamatorio y cicatrizante.
- ◆ La Comisión Alemana E aprobó su uso para tratar inflamaciones en la boca y la faringe y en heridas y quemaduras, pues la riqueza de componentes antiflogísticos, como la calendulina, resulta eficaz reduciendo inflamaciones e infecciones, especialmente en las mucosas.
- ◆ Su uso para tratar hemorroides se debe a su poder antiinflamatorio, así como a la ayuda que provee eliminando los gérmenes de los tejidos, previniendo infecciones.

- ◆ Investigaciones preliminares demuestran que aplicar una combinación de *mullein*, ajo, caléndula y hierba de San Juan en el oído durante tres días reduce el dolor en niños y adolescentes con infecciones del oído (otitis media).
- ◆ Otros estudios sugieren que su aplicación sobre la piel podría reducir la dermatitis por radiación en personas que reciben radioterapia como tratamiento del cáncer de mama y ayudar en la cicatrización de úlceras de las piernas causadas por la mala circulación sanguínea.

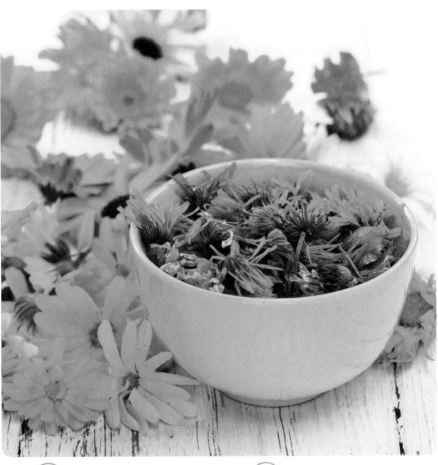

Cuándo usarla

✔ Como infusión, una vez al día, mientras haya molestia, insomnio o dolor, especialmente después de cenar o una hora antes de ir a dormir.

Ver los remedios en la página · 149

Consejos y datos

✔ Pregúntale al médico si puedes preparar más infusión: para tomarla, aplicarla al rostro después de una limpieza facial y darte un baño desinflamatorio de hemorroides.

✔ Los productos que contengan caléndula deben protegerse de la luz y la humedad.

Canela

Cinammon, Cinnamomum zeylanicum

Cuenta una leyenda que la canela apareció en el nido del ave fénix. La mítica ave se habría dedicado durante su vida a reunir nardos, mirra y ramas del árbol del canelo para alimentar el fuego mágico donde se inmoló para renacer.

En el siglo III a. C. los chinos ya conocían las bondades de la codiciada canela.

- Reforzar el sistema inmunológico
- Controlar el azúcar
- Controlar los triglicéridos y el colesterol
- Mejorar la digestión
- Mejorar el apetito

Mientras que en la cultura árabe era un producto tan exclusivo que solo los sacerdotes tenían derecho a manipularla y a ofrecer el primer manojo de la cosecha en sacrificio al sol.

Su procedencia real es incierta. Pero provino de alguna zona asiática y se convirtió en una de las especias más codiciadas en Europa, al punto de que a su constante búsqueda le debemos las principales travesías de marinos portugueses, ingleses y españoles que marcaron la historia.

Por qué sí funciona

- ♦ Sus propiedades se deben principalmente a la corteza. Esta contiene compuestos como cinamaldehído, ácido cinámico y cinamato, que le otorgan cualidades antibióticas, digestivas, antiinflamatorias y expectorantes.
- ♦ Ser un estimulante del apetito y favorecer la digestión están entre los usos y beneficios más populares de la canela.
- ♦ Según la Agencia Europea del Medicamento, está aprobado el uso tradicional de la corteza y el aceite esencial de canela para tratar trastornos digestivos, como espasmos gastrointestinales, distensión abdominal, flatulencias, pesadez, ardor, dolor de estómago y náuseas.
- ♦ En un estudio de la Universidad de Hong Kong, la canela ocupó el primer lugar en cuanto a niveles de antioxidantes entre los productos naturales analizados.
- ♦ Según la Thames Valley University de Brendford, aunque no hay conclusiones definitivas sobre el uso de la canela como terapia antidiabética, sí comprobaron que ayuda a bajar los niveles de azúcar en la sangre y puede mejorar la sensibilidad a la hormona insulina.
- ♦ Diversos estudios han mostrado que consumirla diariamente reduce los niveles de colesterol y triglicéridos.

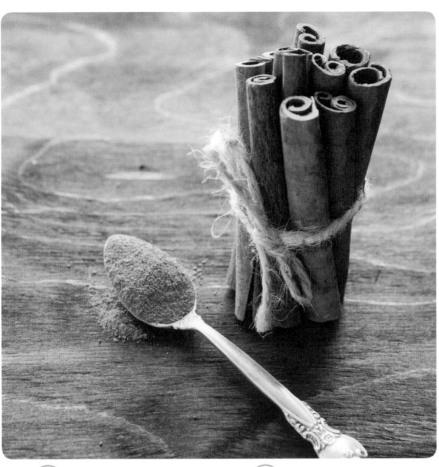

Cuándo usarla

✔ Diariamente si tienes problemas de azúcar.

Ver los remedios en la página • 150

Consejos y datos

✔ Puedes agregarle media cucharadita del polvo a postres y bebidas o una varita a una jarra de agua.

✔ En exceso puede ocasionar problemas renales, en el hígado, de coagulación y pulmonares. La dosis máxima es dos cucharadas diarias.

Cardamomo

Cardamom, Elettaria cardamomum, capalaga, ilachi, green cardamom, true cardamom, Ceylon cardamom

Su nombre proviene de la unión de la palabra semita *amõmon* (especiado) y de la griega *kardamon* (berro). Es una de las especias más antiguas y la tercera más costosa, después del azafrán y la vainilla. Su origen se sitúa en los bosques monzónicos de Bután, Sri Lanka, Nepal y especialmente en los Ghats o montañas occidentales del sur de India, donde sus plantas eran tan abundantes que eran llamadas "las colinas del cardamomo".

- Combatir bacterias que causan halitosis
- Aliviar problemas digestivos y dolor de estómago
- Mejorar síntomas del asma y otros problemas respiratorios
- Bajar presión arterial
- Disminuir colesterol LDL

Los antiguos egipcios, chinos e indios lo utilizaban para un sinfín de propósitos medicinales, pero especialmente para despejar las vías respiratorias, así como para la higiene bucal y para refrescar el aliento. Los árabes, por su parte, lo unieron al café para crear una bebida única y preciada hasta hoy.

Por qué sí funciona

- El aceite extraído de sus semillas contiene cineol, un antiséptico que mata las bacterias causantes del mal aliento. Un estudio publicado por *Research Gate* comprobó que posee componentes activos que combaten bacterias patógenas, como *Streptococcus mutans* y *Candida albicans*, de manera eficaz.
- *Dental Research Journal* publicó en 2012 un artículo señalando que los agentes del cardamomo y su capa externa fibrosa ayudan con la limpieza de los dientes en profundidad.
- El extracto metanólico del cardamomo ayuda a controlar la acidez, la flatulencia y los calambres estomacales.

- Un estudio sobre los aceites volátiles del cardamomo demostró la capacidad de sus compuestos para inhibir las lesiones gástricas producidas por el uso de aspirina y etanol.
- Investigaciones de la Universidad King Saud mostraron que la administración de cardamomo para dolencias cardiovasculares controla el ritmo cardíaco y la hipertensión.
- El cardamomo contiene micronutrientes que pueden contrarrestar los lípidos en el organismo. Estudios realizados en India mostraron que sus enzimas antioxidantes controlan los niveles de colesterol.

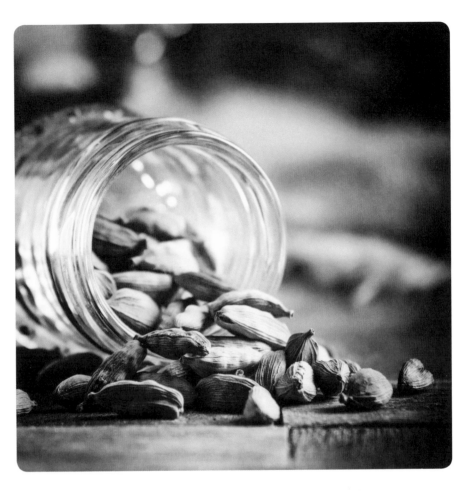

Cuándo usarlo

✔ Agrégalo a tu dieta regular. Consúmelo en cualquier momento del día.

Consejos y datos

✔ Como té, puedes consumirlo por la mañana y antes de dormir.

✔ Es mejor comprarlo en vainas enteras para mantenerlo más tiempo fresco. Así puedes guardarlo hasta por un año.

✔ El más utilizado es el cardamomo verde.

Cebada

Barley, Hordeum bulgare, hordio, alcacel, mote trigo

La cebada, una planta gramínea, es la más antiguamente utilizada y la más versátil. Ha servido para hacer café, bebidas alcohólicas, medicinas, pan y deliciosos platillos tradicionales. Existen pruebas de su uso para fabricar pan en vestigios que datan de hace más de doce mil años. Se dice que el conocido milagro de la multiplicación de los panes que hizo Jesús de Nazaret habría ocurrido con un pan de cebada, que era el que se consumía en la época.

- Relajarse
- Aumentar el consumo de fibra
- Mejorar la digestión
- Bajar los niveles de azúcar
- Disminuir el colesterol

Los filósofos griegos Pitágoras y Platón recomendaban a sus discípulos consumir pan de cebada porque supuestamente les ayudaba a concentrarse y a pensar mejor. Mientras que los médicos Galeno e Hipócrates, también griegos, dejaron constancia de sus consejos sobre beber agua de cebada remojada para curar decenas de enfermedades. Chinos, europeos, árabes, africanos, etcétera, han encontrado en este grano un abanico de posibilidades más extenso que el del trigo.

Por qué sí funciona

- La cebada es digestiva, desintoxicante, reconstituyente, diurética, antiinflamatoria, antiséptica y laxante, entre otras.
- Ha sido utilizada desde hace siglos en la medicina tradicional china para limpiar la grasa del hígado, bajar el colesterol y tratar algunos tipos de alergias; estos efectos médicos están siendo comprobados paulatinamente por la ciencia.
- Es un alimento completo. Contiene vitaminas del grupo B y K, ácido fólico, potasio, magnesio, fósforo, hierro, azufre, cobre, cinc, manganeso, cromo, selenio, yodo y molibdeno.

- Ayuda con la rigidez de los capilares y protege el sistema nervioso, ayudando a combatir problemas como la ansiedad.
- En 2010, una investigación del Instituto Nacional de Salud de Seúl estableció que puede beneficiar el nivel de azúcar en la sangre porque retrasa su absorción en el torrente sanguíneo.
- Otros estudios han probado que además protege las mucosas intestinales irritadas, posee ciertas enzimas con efectos anticancerígenos, ayuda al sistema digestivo, elimina el estreñimiento y equilibra la flora intestinal, gracias precisamente a su fibra soluble.

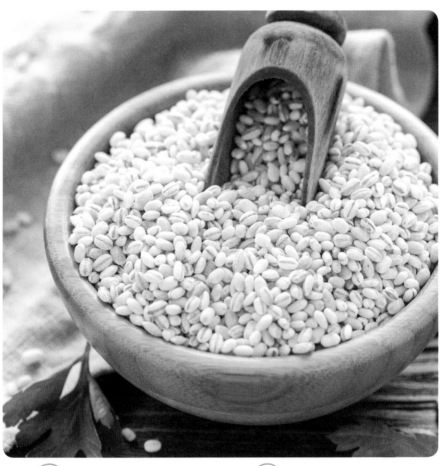

Cuándo usarla

✔ Diariamente, como desayuno o acompañamiento en el almuerzo o la cena.

✔ Para bajar de peso hay que consumirla por al menos seis semanas.

Consejos y datos

✔ Cuando prepares cebada hervida, conserva el agua para beberla como infusión o té frío.

✔ Puedes tomarla cuando haya procesos infecciosos o malestar estomacal.

✔ No agregues sal o endulzante, para que puedas usarla en platillos dulces o salados.

Ver los remedios en la página · 152

Cerezas

Cherry, *Prunus avium*, guinda

Las cerezas son oriundas de Asia Menor, de las zonas aledañas al mar Negro y al mar Caspio, donde su especie ácida fue usada por las primeras civilizaciones. Hay evidencias de su uso para un tipo de bebida alcohólica hace unos seis mil años antes de la era cristiana. Según los relatos del escritor y naturalista romano Gayo Plinio Segundo, fue el militar romano Lúculo quien introdujo el cerezo en la península itálica. Plinio cuenta

- Dormir más rápido y mejor
- Disminuir la inflamación
- Dolor en tendones y músculos
- Recuperarse tras un entrenamiento
- Combatir signos de la edad en la piel

que, en el siglo I, Lúculo, famoso por su exquisito gusto a la hora de comer, en una de sus batallas contra Mitrídates el Grande llegó a Cerasunte, en la costa turca, donde encontró esta fruta exquisita que decidió llevar a Roma. Los romanos, que ya eran expertos en técnicas de cultivo e injertos, crearon nuevas variedades y extendieron sus cultivos por todo el imperio.

Por qué sí funciona

- Investigadores de las universidades de Texas, Columbia y Extremadura, entre otras, han comprobado su efectividad para conciliar el sueño. Esto se debe a que son el alimento natural con mayor concentración de melatonina.
- Un estudio del Centro Médico de la Universidad de Rochester indicó que tomar un vaso de jugo de cerezas durante la mañana y otro antes de dormir mejora la calidad de sueño y ayuda a sentirse mejor durante el día.
- Ayudan anímicamente, ya que contienen grandes cantidades de triptófano y serotonina.

- Combaten el envejecimiento celular, gracias a las vitaminas A y C.
- La *Journal of The International Society of Sports Nutrition* publicó, en 2015, un estudio de la Universidad de Texas A&M afirmando que tomar un suplemento de cereza agria antes y después de hacer ejercicios atenúa el dolor muscular y mejora la recuperación, disminuyendo la inflamación y estrés oxidativo.
- Las antocianinas de las cerezas eliminan el ácido úrico, ayudando así a pacientes de gota, mientras sus polifenoles actúan sobre la inflamación y el dolor artrítico.

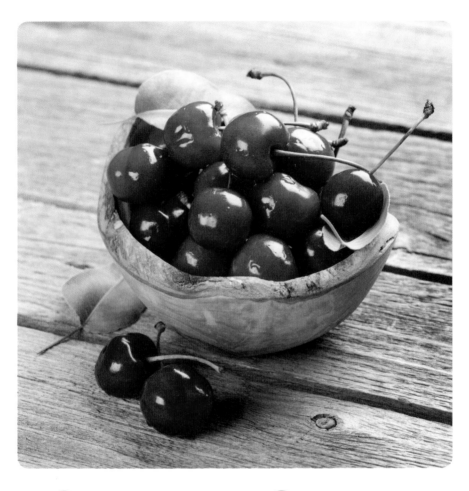

Cuándo usarlas

✔ Beber un vaso en la mañana y otro antes de dormir, hasta regularizar el ciclo de sueño.
✔ Antes y después de hacer ejercicios.

Ver los remedios en la página 152

Consejos y datos

✔ No agregues azúcar.
✔ No compres jugos preparados, pues tienen azúcar o edulcorantes y conservantes químicos.
✔ No exageres la cantidad de cerezas, para no aumentar el nivel de azúcar en el cuerpo.

Citronela

Camel grass, *Cymbopogon schoenanthus*, zacate limón, hierba de limón, limonaria, limoncillo, caña santa, malojillo

La citronela no tiene absolutamente nada que ver con la familia de los cítricos, salvo el aroma en común con el limón. En el siglo XVI, el naturalista español Francisco Hernández de Toledo incluyó a la citronela en su compendio de tres mil plantas utilizadas por los nativos en México para tratar distintas dolencias y problemas. De acuerdo con sus relatos, usaban lo que allí llamaban zacate limón como antiespasmódico, antipalúdico, antitusígeno, estimulante y para quitar el enrojecimiento de la piel, entre otros.

- Repeler insectos
- Funcionar como desodorante corporal
- Estimular el sistema nervioso
- Mejorar el estado anímico
- Ayudar a relajar
- Combatir los hongos, bacterias y virus

Sin embargo, durante siglos esta planta solo fue usada por chamanes y curanderos.

A principios de 1900, la Sociedad Mexicana de Historia Natural retomó el uso de la citronela y de ahí en adelante su popularidad ha crecido como uno de los productos naturales imprescindibles para mantener a los mosquitos lejos de nuestro radar.

Por qué sí funciona

- Varios estudios han demostrado que los compuestos geraniol y neral del aceite esencial de la citronela poseen propiedades antibióticas. Funcionan contra las bacterias *Staphylococcus aureus, Bacillus subtilis, Escherichia coli, Pseudomona aeruginosa, Mycobacterium smegmatis*, y los hongos *Candida albicans, C. pseudotropicalis*, entre otros.
- Gracias a las 232 propiedades antisépticas de su aceite, sirve como desodorante corporal y ambiental al eliminar las bacterias causantes del mal olor.
- Su olor acre espanta a los mosquitos y a otros insectos como solo algunos químicos lo logran. Desde mediados de 1900, en Estados Unidos se considera un producto seguro, incluso para los niños, para alejar los mosquitos que contagian el dengue, evitar las moscas y prevenir los piojos.
- Se ha demostrado que posee un gran número de acciones farmacológicas tales como antibiótica de amplio espectro, hipotérmica, antiinflamatoria, diurética, antiespasmódica, depresora del sistema nervioso central e hipocolesterolémica.
- Su aroma ayuda a la relajación, mejora el estado de ánimo, revitaliza, controla la ansiedad, el estrés, la depresión, el insomnio y el manejo de las emociones.

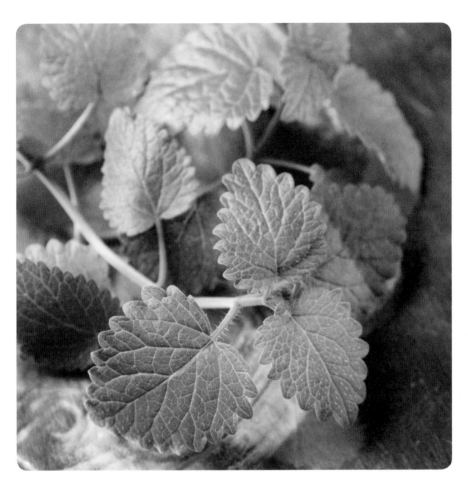

Cuándo usarlo

✔ Antes de realizar actividades al aire libre, para disminuir o evitar alergias cutáneas.

✔ Para mayor efectividad, repetir la aplicación cada hora.

Consejos y datos

✔ Mantén un frasco pequeño del aceite en tu guantera para usarlo en cualquier actividad al aire libre.

✔ Puedes poner el pañuelo untado con aceite sobre el volante del automóvil o sobre el escritorio si estás estudiando o trabajando.

Ver los remedios en la página • 153

Clavo de olor

Clove, Syzygium aromaticum, Eugenia caryophyllata

Los clavos de olor son brotes de flores secas de un árbol oriundo de las Molucas o Islas de las Especias. Se han encontrado vestigios de ellos en algunos barcos y artefactos de arcilla en Siria, del año 1721 a. C. Los chinos ya los usaban alrededor del 226 a. C. El emperador de la dinastía Han obligaba a quienes tenían audiencia con él a masticarlos para asegurarse de que tuvieran buen aliento. En la Edad Media, los comerciantes musulmanes estuvieron a cargo de su comercio, y hasta Simbad el Marino, el personaje de *Las mil y una noches*, habría negociado con cargamentos de clavos de olor.

- Tratar la inflamación
- Aliviar el dolor
- Combatir infecciones, virus y bacterias
- Aliviar la náusea
- Combatir gases intestinales
- Tratar problemas menores de la piel

En Inglaterra, durante la época victoriana, regalar una naranja o mandarina cubierta de clavos era un detalle muy sofisticado entre la nobleza para indicar aprecio. También sirvió como "vacuna natural" contra la peste bubónica.

Por qué sí funciona

♦ El clavo de olor posee uno de los valores más altos en antioxidantes presentes en los productos naturales.

♦ Tiene un efecto carminativo, es decir, elimina los gases y flatulencias en el tracto digestivo y ayuda con el movimiento intestinal.

♦ Un estudio realizado por la Universidad de Trípoli, en Libia, en 2015, comprobó el poder antiinflamatorio y analgésico del elevado nivel de aceite esencial que contiene el clavo de olor. Este ayuda en casos de dolor de muelas, dientes o encías.

♦ También funciona como antiséptico para las infecciones orales y como antimicrobiano de amplio espectro. Sus compuestos ayudan a detener el crecimiento de enfermedades orales como las caries. Un estudio que comparó su efecto anestésico con el de la benzocaína demostró que es tan efectivo como este fármaco, pero mucho más seguro, especialmente para niños pequeños.

♦ Investigaciones sobre el poder antimicrobiano del clavo de olor descubrieron que tiene mayor efecto sobre la *E. coli* y la *Staphhylococcus aureus*, que causa el acné, y la *Pseudomonas aeruginosa*, que causa neumonía.

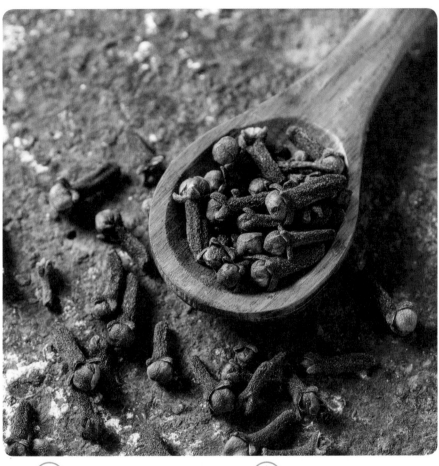

Cuándo usarlo

✔ Cada vez que lo necesites. Puedes incorporarlo también a tus comidas y bebidas, saladas o dulces, diariamente, especialmente si tienes problemas gastrointestinales.

Ver los remedios en la página · 153

Consejos y datos

✔ Bebe la infusión después de comer si sientes algún síntoma.

✔ Úsalo como empaste temporal: alivia el dolor de muelas.

✔ Como loción para la piel, aplícalo hasta que la infección desaparezca.

✔ Como refrescante del aliento, úsalo diariamente.

Cúrcuma

Curcumin, Curcuma longa, cúrcuma aromática o doméstica, *safran bourbon, yu jin*

La cúrcuma se ha usado durante milenios en la medicina oriental. Se ha reportado su uso en India desde hace más de 4500 años. Un grupo de antropólogos encontró restos de vasijas en Nueva Delhi que datan aproximadamente del año 2500 a. C. y que contenían tres superalimentos: ajo, jengibre y cúrcuma. En la medicina ayurveda la cúrcuma recibe más de cien nombres, por ejemplo: *jayanti*, que significa "alguien victorioso sobre las enfermedades". Hasta el día de hoy los seguidores de ese sistema de medicina lo usan para tratar las vías respiratorias y curar heridas, contusiones e inflamaciones. En algunas comunidades hindúes, en las bodas, el hombre enlaza una cadena amarilla teñida con cúrcuma alrededor del cuello de la novia, para simbolizar que ella está a cargo de su casa.

- Combatir la inflamación general
- Tratar dolores de articulaciones o musculares
- Tratar la depresión
- Bajar el azúcar
- Bajar el colesterol
- Ayudar a la anticoagulación

Por qué sí funciona

♦ La efectividad de la cúrcuma se debe especialmente a la curcumina.

♦ Se ha demostrado que es tan beneficiosa como algunos fármacos: es tan efectiva como el ibuprofeno para desinflamar las células, tiene tantos efectos anticoagulantes como la aspirina y antidepresivos como el Prozac; asimismo, es tan eficaz para bajar el colesterol como el Lipitor, y para bajar el azúcar como la metformina.

♦ El mayor beneficio comprobado es su capacidad antiinflamatoria, una de las más poderosas que se conoce.

♦ Es un analgésico potente, por lo que resulta un producto altamente recomendado para tratar la artritis y otros problemas similares. Se demostró que resulta más efectiva tratando el dolor y la inflamación que el diclofenaco de sodio, con la ventaja de que no presenta riesgo de desarrollar otros problemas gastrointestinales o cardíacos.

♦ Tiene grados de efectividad en dolencias relacionadas con los intestinos y el colon, así como con problemas del sistema broncopulmonar. Incluso se utiliza como tratamiento complementario para el Alzheimer, la diabetes, el lupus eritematoso sistémico y la tuberculosis.

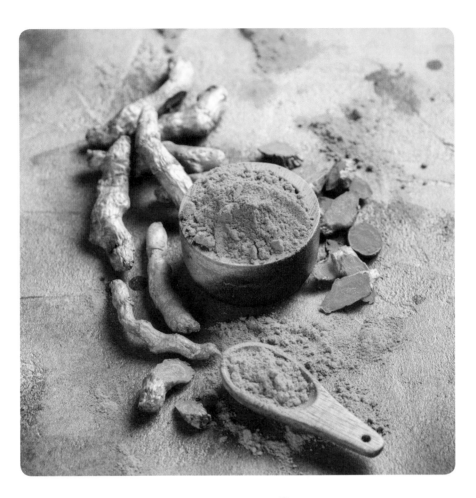

Cuándo usarla

✔ Agrégala a tu dieta y consúmela de una a cuatro veces al día.

Ver los remedios en la página 154

Consejos y datos

✔ Para los dolores en las articulaciones o musculares, consume al menos una onza de cúrcuma diaria durante diez días.

✔ Ingerirla con pimienta negra potencia sus beneficios.

✔ No la consumas dos semanas antes y después de una cirugía.

Diente de león

Dandelion root, *Taraxacum officinale*, amargón, kukraundha, kanphool, nariz de cerdo, endibia salvaje

El nombre de esta planta, nativa de Europa y el Himalaya, proviene del francés *dent de lion* y hace alusión a los bordes dentados de sus hojas. Tiene una larga historia de uso terapéutico, especialmente su raíz, que también ha sido usada como sustituta del café y para hacer vino. Ya aparece mencionada como medicina en escritos de médicos árabes de los siglos X y XI. Fue muy valorada entre 1500 y 1600 por los médicos botánicos ingleses John Gerard, boticario de los reyes Jaime I y Elizabeth I, y John Parkinson, director de los Jardines Reales de Hampton Court y autor de una de las enciclopedias más completas de hierbas y sus usos medicinales. En India se ha utilizado durante siglos para tratar problemas hepáticos y para uso culinario por su valor nutritivo, pues contiene tanto hierro como la espinaca.

- Tratar gases y molestias estomacales
- Regular la orina
- Proteger funciones del hígado, riñón y vesícula biliar
- Proteger contra daño oxidativo
- Tratar inflamación y enrojecimiento

Por qué sí funciona

♦ Según la Universidad de Maryland, sus hojas actúan como diurético, estimulan el apetito y ayudan a la digestión. Su flor tiene propiedades antioxidantes y puede ayudar a reforzar el sistema inmunológico. Los herbolarios usan la raíz para desintoxicar el hígado y la vesícula biliar, y las hojas para ayudar a la función de los riñones.

♦ En 2011, el Instituto de Medicina Agrícola de Polonia probó distintas hierbas de uso terapéutico para verificar la presencia de ácido quinurénico, un aminoácido que ayuda al sistema digestivo, específicamente con la producción de bilis. La mayor concentración se detectó en el diente de león, demostrando que puede apoyar el sistema digestivo, la producción de bilis y la expulsión de toxinas del cuerpo.

♦ En un estudio realizado en 2012 por la Universidad Federal de Santa María, en Brasil, se descubrió que el extracto de diente de león presentaba una considerable actividad antioxidante que contrarresta la toxicidad hepática de medicamentos como el acetaminofén.

♦ Algunas investigaciones sugieren que contiene compuestos antioxidantes, antiinflamatorios y resistentes al enrojecimiento.

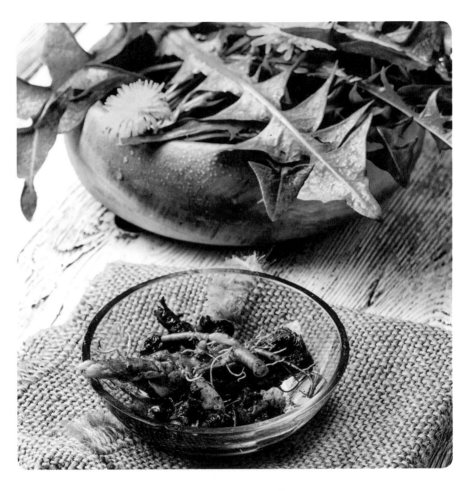

Cuándo usarlo

✔ Esporádicamente, salvo indicación de un especialista para apoyar un tratamiento. Antes o después de una comida pesada. Usar dosis y frecuencia según las indicaciones específicas.

Ver los remedios en la página 155

Consejos y datos

✔ Se utiliza tanto la raíz como las hojas.
✔ Además del té, se puede usar como suplemento en extractos líquidos, tabletas y cápsulas, siguiendo las indicaciones.
✔ Es posible encontrarla sola o combinada con otras hierbas.

Equinácea

Coneflower, Echinacea purpurea, flor de cono americano, *Brauneria angustifolia, Brauneria pallida, Brauneria purpurea*, flor de peine

La equinácea es una de las hierbas catalogadas como patrimonio de América del Norte, específicamente de las Montañas Rocosas, de donde es originaria. Estudios arqueológicos han encontrado evidencias de su uso por los nativos de las grandes llanuras desde hace más de 400 años. Ellos la utilizaron en el tratamiento de infecciones, heridas, la fiebre escarlatina y enfermedades de transmisión sexual como sífilis, malaria y difteria, entre otras. Los colonos europeos validaron sus propiedades y la incorporaron a sus usos medicinales. Su cultivo se extendió a Canadá y Europa. Especialmente durante los siglos XVIII y XIX, esta hierba fue muy popular, y fue incorporada en el *US National Formulary* entre los años 1916 y 1950. Asimismo, en Alemania se realizaron muchos estudios que confirmaron sus beneficios.

- Combatir el resfriado y la gripe
- Acortar la duración del resfriado y la gripe
- Reforzar el sistema inmunológico
- Combatir virus, bacterias y hongos

Por qué sí funciona

♦ Según un estudio de la Universidad de Connecticut, tomar suplementos de equinácea cuando se presentan los primeros síntomas de resfriado o gripe puede ayudar a disminuirlos y acortar la duración del trastorno. Esto ocurre debido a que estimula el sistema inmunológico, fortaleciendo las defensas y ayudando a producir más glóbulos blancos.

♦ Contiene vitaminas B y C, riboflavina, betacarotenos, hierro, calcio, sodio y magnesio, entre otros componentes.

♦ Según el sitio del Centro Médico de la Universidad de Maryland, varios estudios sugieren que contiene sustancias activas que aumentan la función inmunológica, alivian el dolor, reducen la inflamación y tienen efectos hormonales, antivirales y antioxidantes.

♦ Funciona como un antibiótico natural, gracias a sus propiedades antimicrobianas, que combaten los agentes externos.

♦ También posee cualidades desinfectantes y bactericidas que ayudan a proteger especialmente las membranas y mucosas de la boca, la garganta, los ojos y los genitales.

♦ Es recomendada para apoyar el tratamiento de enfermedades respiratorias en época de frío y alergias en niños, adultos mayores y personas con un sistema inmunológico débil.

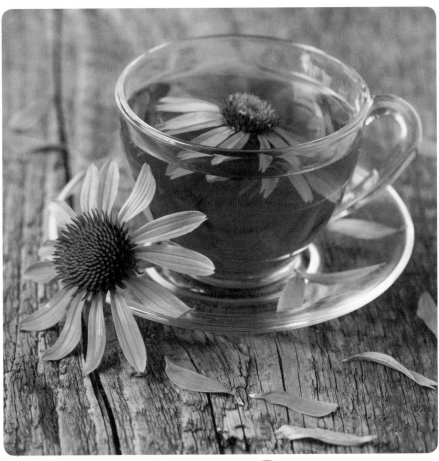

Cuándo usarla

✔ Diariamente, apenas aparezcan los primeros síntomas de gripe o resfriado.

✔ Cuando comienza la temporada de gripe y resfriado, para prevenir.

Consejos y datos

✔ Bebe una taza de té o infusión de equinácea diariamente, apenas comience la etapa de gripe y resfriados, para ayudar a tu sistema inmunológico a mantenerse fuerte.

✔ También puedes usar suplementos o caramelos y masticables que la contengan.

Ver los remedios en la página · 155

Flor de Jamaica

Roselle, *Hibiscus sabdariffa*, té de Jamaica, hibisco, rosa de Abisinia

Ya los faraones del antiguo Egipto brindaban con una bebida rojiza y refrescante hecha con la delicada flor del hibisco. En la actualidad, algunos países africanos cuentan con bebidas típicas preparadas a base de sus hojas.

Aunque el hibisco es originario de África, la bebida preparada con sus flores es típica en la mayor parte del continente americano, donde se le conoce como agua fresca de Jamaica. Este delicado té, que se puede disfrutar frío o caliente, tiene un sabor semiácido y propiedades que hacen de él un aliado de nuestro bienestar.

- Prevenir el cáncer
- Mejorar la digestión
- Fortalecer el sistema inmunológico
- Ayudar a controlar la hipertensión

Por qué sí funciona

♦ Investigadores de la Universidad de El Cairo demostraron que contiene gran cantidad de vitaminas y antioxidantes. Además, tiene un potencial antiinflamatorio de origen natural, con menos efectos secundarios que otros productos. Investigadores chinos coinciden en que regula la respuesta inmunológica mediante la estimulación de la actividad de las células.

♦ Según un estudio realizado en Canadá, la combinación de las propiedades de la flor de Jamaica con otros productos, como piñas, naranjas y zanahorias, puede potenciar aún más la capacidad de antienvejecimiento de las células combatiendo los radicales libres.

♦ Estudios de la Escuela de Medicina de la Universidad de Milano-Bicocca prueban que tiene cierto efecto en la reducción de algunos tumores y células relacionadas al melanoma múltiple y de carcinoma.

♦ Otra de las propiedades más estudiadas de la flor de Jamaica es su capacidad para bajar la presión sanguínea.

♦ Investigadores de la Universidad Khulna comprobaron su alta acción analgésica y de relajación como ayuda para conciliar el sueño, así como la calidad del tiempo total del mismo.

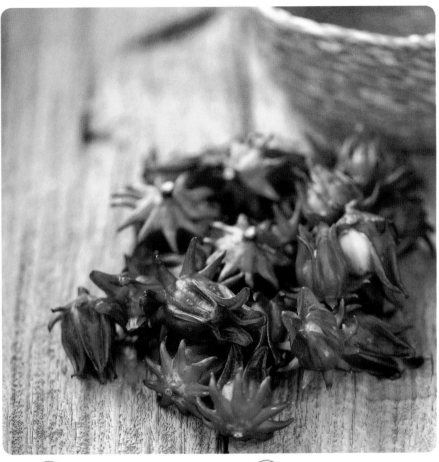

Cuándo usarlo

✔ Haz que la flor de Jamaica sea parte de tu dieta, a cualquier hora (especialmente una hora antes de ir a dormir).

Consejos y datos

✔ Consúmelo para reponerte de una sesión deportiva o aliviar una resaca.

✔ Agrégale menta o albahaca para variar su sabor y potenciar sus beneficios.

✔ No añadas agua demasiado caliente, para evitar que sus hojas tomen un sabor amargo.

Frambuesas

Raspberry, Rubus idaeus, chardonera, sangüeso

Hace siglos, se decía que un postre de frambuesas era gusto de reyes y señores importantes, y es que fueron precisamente los miembros de la realeza europea los primeros que fijaron sus ojos en estas frutas de intenso color. En el siglo XIII, el rey Eduardo de Inglaterra pidió que se cultivaran en los jardines de palacio. En América, George Washington haría lo mismo en sus terrenos

- Tratar problemas inflamatorios de las articulaciones
- Bajar de peso en casos de obesidad
- Controlar el azúcar
- Mantener la salud del corazón

de Mount Vernon. Pero eran conocidas desde mucho tiempo antes. Los primeros registros del consumo de estas bayas aparecen en Grecia, donde crecían en el monte Ida y, según la mitología, eran consumidas por los troyanos. Luego los romanos se encargaron de extenderla a todos sus dominios. Gracias a los escritos dejados por Palladius, un agricultor romano del siglo IV, se conocen detalles de su cultivo y sus usos tanto en la cocina como para efectos medicinales.

Por qué sí funciona

- ◆ Según un estudio realizado en Illinois, las frambuesas tienen varios micronutrientes esenciales, fibras dietéticas y componentes polifenólicos que han demostrado reducir el riesgo o revertir los problemas asociados al metabolismo. La investigación apoya su papel potencial en la reducción del riesgo de enfermedades cardiovasculares, diabetes mellitus, obesidad y Alzheimer.
- ◆ Una investigación de la Universidad de Rhode Island señaló que pueden ser de gran ayuda para combatir los síntomas de enfermedades como la artritis, gracias a que contienen polifenoles, antocianinas y elagitaninos

que, además de tener propiedades antiinflamatorias, protegen el cartílago.
- ◆ Se ha demostrado su valor en la disminución y control del peso, debido fundamentalmente a la fibra y a las cetonas, que aumentan el metabolismo.
- ◆ Se recomiendan para dietas de personas con problemas de azúcar, debido a su bajo índice glucémico, que ayuda a estabilizar el impacto del azúcar en la sangre.
- ◆ Ayudan a proteger la salud cardiovascular, gracias a sustancias como los polifenoles, que tienen efectos beneficiosos para las personas con enfermedad arterial periférica.

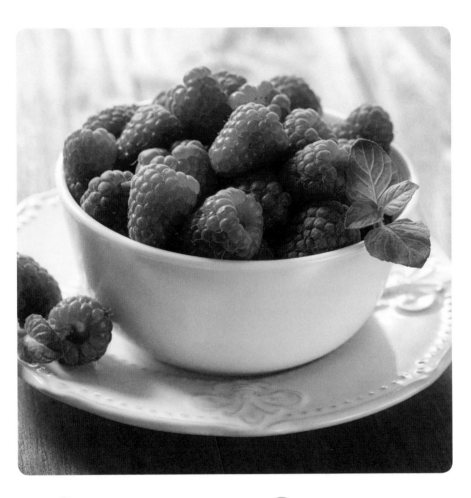

Cuándo usarlas

✔ A diario, como prevención o para tratar problemas inflamatorios de las articulaciones, bajar de peso, controlar el azúcar y mantener la salud del corazón.

Consejos y datos

✔ Puedes añadirla a tu dieta diaria en batidos, postres y ensaladas de frutas.

✔ En un plan para bajar de peso, puedes incorporar algún suplemento a base de cetonas de frambuesa, para ayudar a acelerar la pérdida de peso.

Ver los remedios en la página · 157

Ginseng

American ginseng, Panax quinquefolius, ginseng coreano, ginseng asiático, ginseng chino, ginseng rojo, ginseng americano

En algunas épocas de la historia, las raíces de ginseng fueron tan apetecidas que algunos emperadores chinos las llamaban "el elixir de la vida", y estaban dispuestos a pagar oro por ellas. Y es que, según los conocimientos tradicionales, fortalecían el alma y eran clave para asegurar longevidad y salud. No se sabe con certeza si el ginseng fue descubierto en China o en India, pero en ambas regiones apareció hace unos cinco mil años. Los Vedas indios detallaban su capacidad para fomentar la fuerza y la salud del cuerpo y el alma, mientras que los chinos decían que era una raíz milagrosa, capaz de iluminar los ojos, aliviar el corazón y alimentar la mente. El libro *Shanghan Lun* le adjudica 21 usos farmacológicos. No en vano su nombre *panax* proviene de la palabra "panacea", que significa "lo que cura todo".

- Aumentar la energía y la vitalidad
- Combatir el deterioro de funciones cognitivas (Alzheimer)
- Combatir la fatiga
- Mejorar la libido y combatir la disfunción eréctil

Por qué sí funciona

♦ De acuerdo con la Universidad de Maryland, distintos estudios han comprobado que la composición química del ginseng americano (*Panax quinquefolius*) y la del asiático, rojo o coreano (*Panax ginseng*) son similares, y varían básicamente en la concentración. Ambos contienen ginsenósidos, que son las sustancias que, al parecer, le dan sus propiedades medicinales.

♦ Científicos rusos descubrieron que la raíz del ginseng es un adaptógeno, es decir, que ayuda al organismo a defenderse del estrés y sus consecuencias. De hecho, se ha utilizado como suplemento para los astronautas rusos con el propósito de mejorar su resistencia.

♦ También ayuda a proteger el cerebro de enfermedades neurodegenerativas, como el Alzheimer. Así lo demostró un estudio realizado en Corea del Sur. Después de cuatro y doce semanas, los resultados mostraron que el ginseng mejoró las escalas cognitivas.

♦ Un estudio realizado por la Universidad Kyung Hee, en Seúl, en 2009, comprobó que el ginseng coreano y el ginseng de montaña poseen propiedades que pueden ayudar a combatir la falta de libido y la disfunción eréctil.

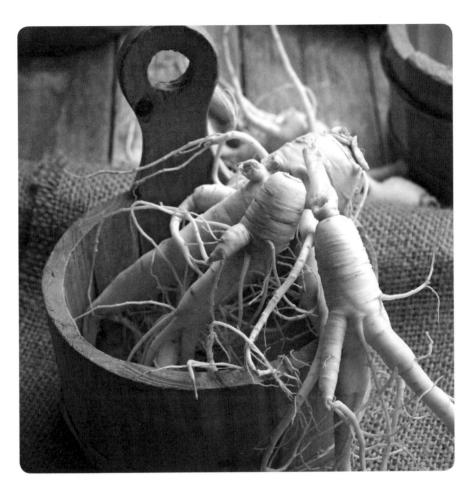

Cuándo usarlo

✔ A diario, por la mañana, mediodía y media tarde.

Ver los remedios en la página 158

Consejos y datos

✔ Puedes reemplazar el té o el extracto con suplementos de ginseng. No los uses al mismo tiempo. Dosis demasiado altas pueden provocarte dolor de cabeza.

✔ Se recomienda usarlo por dos meses, descansar uno, y retomarlo si es necesario.

Grosella negra

Black currant, Ribes nigrum, zarzaparrilla negra, cassis, grosella negra, grosella zante, granate negro, nabar, ribes nero

La grosella negra es un arbusto de frutos más pequeños y más oscuros que el arándano azul y de un sabor mucho más intenso, con propiedades similares a esas bayas, pero aún más acentuadas. Originaria de las zonas más templadas, húmedas y fértiles de Europa y Asia, habría sido descubierta por los griegos en la región de Corinto. Y aunque ocasionalmente se le ha llamado "pasa de Corinto", no se debe confundir con este, ya que es un fruto completamente distinto a las uvas pasas.

- Eliminar líquido
- Tratar inflamación causada por reumatismo
- Tratar alergias
- Bajar la presión arterial
- Apoyar la salud cardiovascular
- Reforzar el sistema inmunológico

Aunque estas frutas eran conocidas en Europa y Nueva Zelanda, en Estados Unidos fueron prácticamente desconocidas en los últimos 100 años. Incluso, hasta abril del 2003, las grosellas fueron tratadas como "frutas prohibidas" debido a ciertas restricciones agrícolas en varios estados que impedían su cultivo.

Por qué sí funciona

- ♦ Tiene cinco veces más vitamina C que la naranja. El aceite de su semilla contiene ácido gamma-linolénico, que puede mejorar la respuesta del sistema inmunológico.
- ♦ Sus suplementos mejoran la inmunidad debido a su capacidad para reducir la producción de prostaglandina E.
- ♦ La acción antiinflamatoria es similar a la cortisona, pero sin efectos secundarios, gracias a su concentración de ácidos grasos esenciales. Sirve para disminuir los síntomas de la menopausia, el síndrome premenstrual, los períodos dolorosos y la sensibilidad en los senos.

- ♦ Las hojas secas contienen antocianinas, que reducen la inflamación y el dolor en las articulaciones con un efecto similar al de la aspirina o el ibuprofeno. También ayuda a combatir la artritis, la gota, el reumatismo, así como las diarreas, cólicos, hepatitis, enfermedades del hígado, convulsiones e inflamación de la boca y la garganta.
- ♦ Su acción diurética ayuda a promover el flujo de orina, eliminar piedras de la vejiga, la urea y el ácido úrico.
- ♦ Es beneficiosa en trastornos circulatorios, como las várices, y tratando accidentes cerebrovasculares.

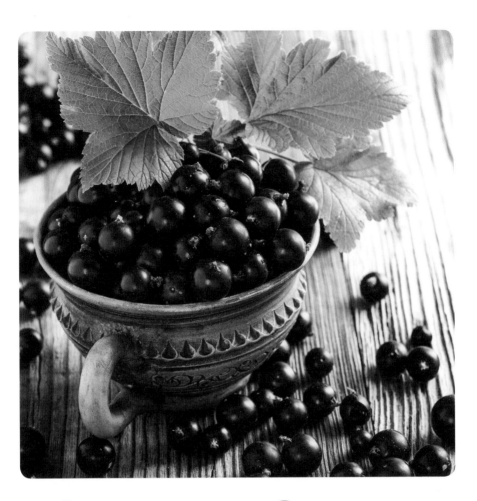

Cuándo usarlas

✓ Agrégalas a tu dieta regular, a cualquier hora.

• Ver los remedios en la página 158

Consejos y datos

✓ Los taninos que poseen pueden irritar la mucosa gástrica en personas con problemas de gastritis y úlcera gastroduodenal.
✓ Como tratamiento medicinal, se utiliza en cápsulas de 500 mg y 1000 mg (1000 mg diarios es el máximo recomendado).

Hierba de San Juan

St. John's wort, Hypericum perforatum, hipérico, hipericón, corazoncillo

Hace más de dos mil años, los griegos ya consideraban que las propiedades de la hierba de San Juan iban más allá de lo imaginable. El pionero de la medicina, Hipócrates, la utilizaba con fines antiinflamatorios, mientras que el botánico Pedanio Dioscórides decía que estimulaba la menstruación, acababa con las fiebres tercianas y cuartanas, sanaba las quemaduras de fuego y, si se bebía por más de 40 días, curaba la ciática.

En la Edad Media se le reconocían capacidades antibióticas y era usada para cicatrizar quemaduras, llagas y las heridas de guerra. De hecho, en el siglo XVI se le llamó "hierba de las heridas" y luego "hierba militar". Hoy en día, su ayuda con el sistema nervioso es altamente valorada en países como Alemania, donde su venta y uso para este propósito supera a los del Prozac.

- Actuar sobre el sistema nervioso
- Tratar espasmos gastrointestinales, gastritis, diarreas, colon irritable
- Tratar síntomas premenstruales, menstruales y menopáusicos
- Tratar hemorroides y fragilidad capilar
- Tratar dolores

Por qué sí funciona

♦ Según el Centro Médico de la Universidad de Maryland, esta planta parece funcionar en el cerebro tan bien como los fármacos, pero sin sus efectos colaterales, mejorando el estado de ánimo y combatiendo la depresión.

♦ Su uso prolongado —entre cuatro y seis meses— puede reparar el sistema nervioso, sin acumulación de toxinas en la sangre y el hígado.

♦ Produce hipericina, que tiene efecto antidepresivo, e hiperforina, que es un tranquilizante suave.

♦ Compuestos como los taninos le otorgan una poderosa acción antiséptica, astringente y cicatrizante sobre heridas, quemaduras y llagas. Hay algunos resultados de estudios promisorios sobre su eficacia en el tratamiento de eccema.

♦ Los flavonoides como rutina, quercetina y kaempferol tienen un efecto antiespasmódico, ayudan a tratar la acidez gástrica, la úlcera de estómago, las diarreas y los vómitos.

♦ Algunos estudios muestran que su consumo puede ayudar a disminuir los síntomas del síndrome premenstrual, además de mejorar el bienestar sexual durante la menopausia.

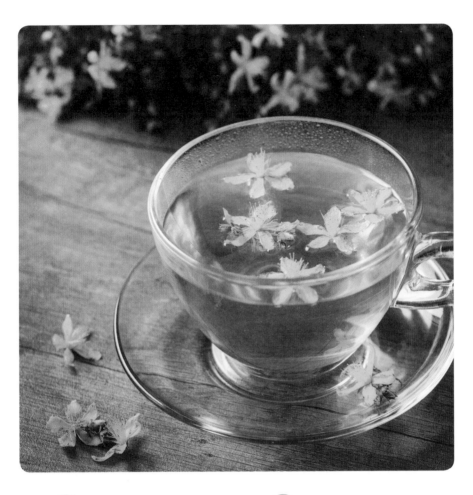

Cuándo usarla

- ✔ En té, tres veces al día como máximo. De modo tópico, aplícala dos veces al día.
- ✔ Una hora antes de dormir, para el insomnio.

 Ver los remedios en la página **159**

Consejos y datos

- ✔ Si sufres ansiedad o depresión, usa suplementos de la hierba por ocho semanas, bajo supervisión médica.
- ✔ Al usarla en la piel, evita el sol, pues la hipericina que contiene puede producir hipersensibilidad en contacto con la luz solar.

Hinojo

Sweet fennel, *Foeniculum vulgare*

Aunque no es uno de los vegetales más consumidos entre los hispanos, el hinojo es parte esencial de la gastronomía de muchas regiones de España, así como de Francia, Marruecos e India. Los egipcios lo utilizaban para tratar problemas estomacales, mientras que los romanos usaban su raíz para despejar los ojos nublados y cualquier problema relacionado con la vista. En India se

- Tratar problemas oculares y deterioro de la visión
- Lavar los ojos
- Bajar la presión arterial
- Combatir la retención de líquido
- Aliviar molestias estomacales

utilizaba para infinidad de dolencias y hasta hoy se le considera "la perla de los afrodisíacos". El rey de los francos y lombardos, Carlomagno, habría emitido una orden real para que se cultivara el hinojo, mientras que en épocas de guerra se usaba para reducir el apetito de los soldados. Lo mismo hacían los monjes asiáticos para soportar largos ayunos. En la Edad Media, en tanto, se le consideraba una planta mágica, perfecta para deshacer hechizos.

Por qué sí funciona

- El hinojo ayuda a aliviar espasmos musculares, disminuye los cólicos abdominales y favorece la digestión. Asimismo, sus propiedades carminativas ayudan a expulsar flatulencias y a desinflamar el vientre.
- Un estudio publicado en la *Indian Journal of Physiology and Pharmacology* en 2008 expuso los resultados favorables al usar el extracto de su semilla en el tratamiento del glaucoma en conejos.
- Otras investigaciones han confirmado los beneficios de sus hojas y como té o infusión en la salud ocular, pues ayudan a disminuir la presión intraocular,

uno de los mayores problemas en las personas con glaucoma.
- Se ha sugerido que el trans-anetol que contiene la semilla puede prevenir la retinopatía diabética, responsable del deterioro de la visión en personas diabéticas. Ese compuesto bloquea la conversión del azúcar en sorbitol en la sangre; demasiado sorbitol en las células de la retina conduce a la retinopatía, las cataratas y, finalmente, la ceguera.
- Una investigación de los efectos hipotensores del extracto de la semilla de hinojo en ratas demostró que actúa eficazmente como diurético.

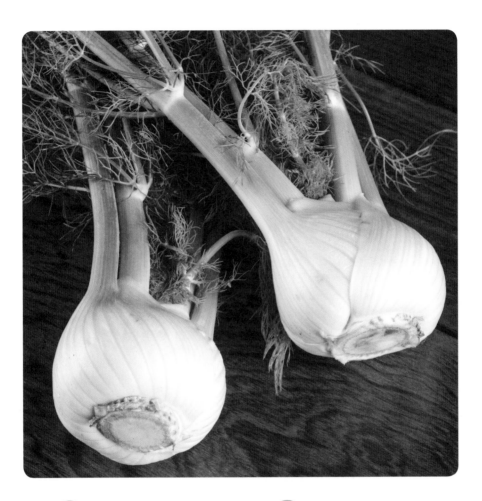

Cuándo usarlo

✔ A cualquier hora, dos veces al día cuando hay problemas.
✔ Puedes usarlo con regularidad, agregándolo a tus tés e infusiones.

Ver los remedios en la página · 159

Consejos y datos

✔ Puedes incorporar las hojas de hinojo fresco y el tubérculo a tu dieta, especialmente en ensaladas. Se come crudo o cocinado.
✔ Sus flores secas también pueden ser usadas para té, o en compresas para aliviar la inflamación.

Jengibre

Garden ginger, Zingiber officinale, kion

El jengibre es una de las plantas más populares de la medicina tradicional china, ya que se supone que estimula el yang, la fuerza masculina. Hace unos cinco mil años, el emperador Shennong fue uno de los primeros en investigar y compilar sus usos medicinales en su libro *Clásico de las raíces y hierbas del Divino Granjero.*

- Tratar la inflamación general
- Tratar el dolor de cabeza
- Tratar el dolor estomacal
- Tratar dolores de articulaciones o musculares
- Tratar mareos, náuseas y vómitos

Lo menciona como tratamiento para náuseas, diarrea, dolores de estómago, cólera, dolor de dientes, hemorragias y reumatismo, entre otros. Posteriormente, los herbolarios locales lo usaron para tratar gripes, tos y la mayoría de las enfermedades respiratorias. No en vano a esta raíz se le conoce como *jiang*, que significa "defender". Y es que en la cultura china la función del jengibre es, precisamente, defender al organismo de ataques extraños, de lo que pueda inflamarlo, le ocasione enfermedades respiratorias o lo llene de toxinas.

Por qué sí funciona

- Los beneficios del jengibre y su intenso sabor picante se deben, principalmente, al gingerol. Diversos estudios han demostrado sus propiedades antiinflamatorias y analgésicas. Sin embargo, el gingerol está presente mayormente en jengibre fresco, pues al secarse se convierte en otras sustancias que no han sido suficientemente estudiadas.
- Se ha demostrado su efectividad como antiemético. Numerosos estudios han comprobado, además, sus efectos como un tratamiento seguro y eficaz para el llamado síndrome PNV, que consiste en vómitos y náuseas en distintas condiciones, como embarazo, tratamientos de quimioterapia y en procesos posoperatorios, debido al uso de medicinas que los provocan.
- Es eficaz en el tratamiento de problemas relacionados con la artritis, osteoartritis, artritis reumatoide y otros de tipo inflamatorio. En un estudio, pacientes sometidos a dosis de extracto de jengibre, en general, mostraron menos dolor que quienes tomaron un placebo. También se comparó su efectividad con respecto al ibuprofeno, mostrando similares resultados, y con la ventaja de resultar mejor tolerado, con pocos informes de efectos secundarios y problemas gastrointestinales.

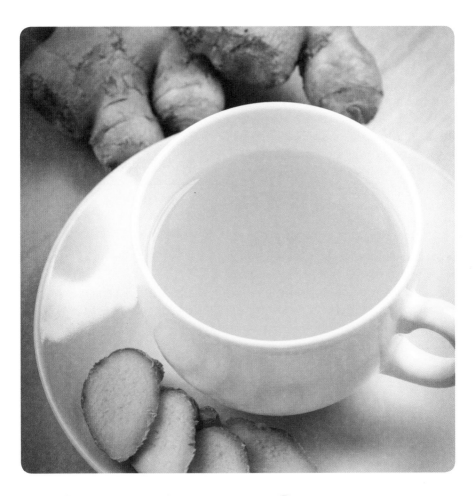

Cuándo usarlo

✔ Incorpóralo a tu dieta regular diaria, frío o caliente, a cualquier hora, hasta tres tazas o raciones al día.

Ver los remedios en la página 160

Consejos y datos

✔ Bebe una taza de infusión antes de viajar si sufres de mareos. Llévate trocitos frescos de jengibre y manzana para el camino.

✔ Evítalo si estás tratando de aumentar de peso, padeces hemofilia o usas adelgazantes de la sangre.

Lavanda

Lavender, Lavandula angustifolia

Se dice que esta planta de delicadas flores violetas parece poder "limpiarnos" por dentro y por fuera. Existe evidencia escrita que describe sus usos desde hace más de 2500 años. Entre los egipcios, por ejemplo, era muy popular como perfume y como aceite para el embalsamamiento. Antiguamente, se le conocía como nardo, o *naardus*, que es su nombre en griego. Eso explica la mención más famosa de esta planta, encontrada en la Biblia, en el Evangelio de San Juan. Allí se relata la ocasión en que María de Betania, la hermana de Lázaro, unge los pies de Jesús con un costoso ungüento supuestamente hecho de nardo y los seca con su cabello. Su uso nunca ha pasado de moda. En la actualidad, su aceite esencial es el más usado en el mundo entero.

• Combatir el insomnio
• Tratar la inflamación
• Producir relajación
• Combatir dolores de cabeza y menstruales
• Tratar infecciones estomacales
• Tratar picaduras de insectos y afecciones cutáneas

Por qué sí funciona

♦ Se ha confirmado la eficacia del aceite de lavanda para aliviar trastornos del sueño, ansiedad y baja calidad de vida, sin efectos secundarios adversos.

♦ Investigaciones realizadas en China descubrieron que ayuda al organismo a producir tres potentes antioxidantes: glutatión, catalasa y superóxido dismutasa dentro de las primeras 22 horas de uso.

♦ Otro estudio mostró la capacidad única de la lavanda de proteger contra daños neurológicos, además de ayudar a tratar migrañas, estrés, ansiedad y depresión.

♦ Se ha demostrado que reduce la depresión posparto y el trastorno de ansiedad, y mejora el estado de ánimo en personas que sufren trastorno de estrés postraumático.

♦ Los antioxidantes o polifenoles que contiene esta hierba ayudan a desinflamar, desintoxicar y combatir las bacterias del intestino.

♦ Su capacidad antiinflamatoria también funciona sobre la piel, ayudando a reducir los brotes por picaduras de insectos, el enrojecimiento y la picazón.

♦ Casi un centenar de estudios confirman la capacidad de la lavanda para cicatrizar heridas y proteger de enfermedades infecciosas, especialmente en combinación con otros aceites.

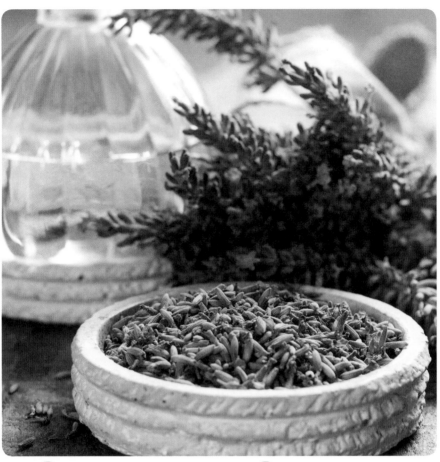

Cuándo usarla

✔ Diariamente. Como té o baño, después de cenar o una hora antes de ir a dormir.

Ver los remedios en la página • 160

Consejos y datos

✔ Las flores secas pueden consumirse.

✔ Puedes usar un atomizador de lavanda natural una hora antes de dormir.

✔ La bolsa del primer remedio también alivia los ojos cansados. Aplícala tibia sobre los párpados durante unos 20 minutos.

Limón

Lemon, Citrus × limonia, limonero

Los orígenes del limón están en Assam, al noreste de India, donde se ha cultivado desde hace más de 2500 años. En sus inicios también se había producido en Europa, pero las invasiones bárbaras del siglo III destruyeron todas las plantaciones. Diez siglos después, comerciantes árabes lo llevaron de regreso, especialmente alrededor del Mediterráneo, donde se cultivaba como planta ornamental. Fueron los árabes quienes le dieron su nombre, que se deriva de *laymün*.

- Desintoxicar
- Estimular el proceso digestivo
- Tratar resfríos y gripes
- Reforzar el sistema inmunológico
- Proteger de daños generados por la aspirina
- Bajar la presión arterial

Más tarde, con las Cruzadas, llegó al resto de Europa y fue uno de los primeros productos incorporados a las provisiones de los conquistadores, pues se conocían muchas de sus propiedades, especialmente para prevenir y combatir el escorbuto, una enfermedad causada por la falta de vitamina C. Se cuenta que el emperador romano Nerón bebía jugo de limón diariamente para contrarrestar los efectos de un posible envenenamiento.

Por qué sí funciona

- Se ha comprobado que la incorporación de los hábitos de caminar y consumir jugo de limón diariamente mejora la presión arterial y la salud en general, gracias a componentes bioactivos como el ácido cítrico, los polifenoles y el ácido ascórbico.
- En un estudio realizado en 2013 en Canadá, se revisó el papel de los flavonoides de los cítricos para regular el metabolismo de los lípidos, la diabetes tipo 2 y enfermedades cardiovasculares, con resultados favorables.
- Una investigación realizada en animales descubrió que la fragancia cítrica puede restaurar el sistema inmunológico, el cual se ve afectado comúnmente por el estrés.
- El jugo contiene altos niveles de D-limoneno, un compuesto conocido como extracto de limón y ácido perílico, que tienen propiedades anticancerígenas y ayudan a mantener el hígado sano.
- Un estudio preliminar realizado en Túnez investigó la actividad antioxidante y los efectos citoprotectores del aceite esencial de limón. Este demostró tener una potente capacidad protectora de las células del organismo frente a la toxicidad que genera el uso de la aspirina.

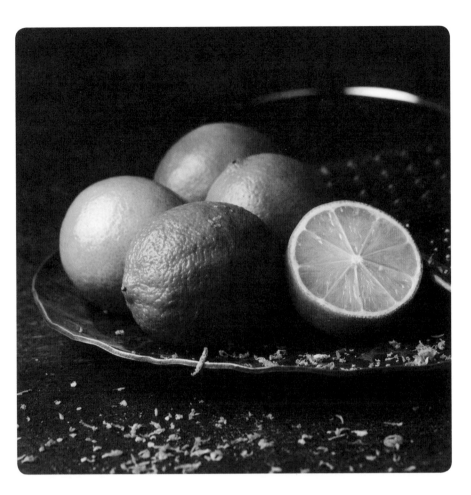

Cuándo usarlo

✔ A diario, una o dos veces al día.

Consejos y datos

✔ Una manera simple de consumirlo diariamente es bebiendo un vaso de jugo por la mañana con agua tibia, a menos que sufras de acidez o de úlcera gástrica.

✔ Para fines terapéuticos debes usar limón natural, no jugo envasado.

Ver los remedios en la página 161

Manzanilla

German chamomile, Matricaria recutita, camomila,
chamomilla o *chamomile, Roman chamomile, whig plant*

En el antiguo Egipto ya se conocía y se usaba la manzanilla para curar la fiebre. Los griegos descubrieron en ella, además de una bella planta ornamental, un sinfín de propiedades curativas. Los romanos le daban usos medicinales, condimentaban con sus hojas las bebidas y preparaban inciensos. Y en India, la utilizaban para tratar dolores de cabeza, trastornos hepáticos, renales y de la vejiga.

- Tratar problemas digestivos
- Estabilizar el sistema nervioso y prevenir el insomnio
- Tratar la inflamación
- Tratar alergias
- Eliminar bacterias bucales o de garganta
- Ayudar a cicatrizar

Durante la Edad Media, gracias a los monjes que investigaban y transmitían sus conocimientos, fue una de las hierbas más utilizadas para tratar desde problemas de la piel hasta otros más complejos, como el asma. También se usó para darle el toque amargo a la cerveza, aun antes del lúpulo. Y, en el Virreinato del Perú, era la hierba favorita de San Martín de Porres para curar a los enfermos pobres de las calles.

Por qué sí funciona

♦ La manzanilla contiene compuestos anodinos que son antiespasmódicos y controlan los calambres, el estreñimiento, dolores de estómago y la ansiedad, entre otras cosas. También puede ser parte del tratamiento de problemas respiratorios como asma, bronquitis y resfríos.

♦ Desde hace mucho tiempo se le llama "aspirina herbaria", ya que ayuda a bajar la inflamación, lo rojizo de la piel y la congestión.

♦ Un estudio realizado por investigadores del Imperial College, en Londres, descubrió que el consumo de su infusión eleva los niveles de por lo menos dos sustancias (glicina e hipurato), que son relajantes musculares y nerviosos, además de que alteran la flora intestinal y calman los dolores.

♦ La manzanilla puede ayudar a controlar la ansiedad y la depresión, moderar el estado anímico y relajar el sistema nervioso.

♦ Un estudio realizado en Alemania descubrió que la crema de manzanilla es igual de efectiva que 0.25 % de crema de hidrocortisona para el tratamiento del eccema.

♦ Ayuda a desinflamar los tejidos y a calmar y cerrar posibles heridas.

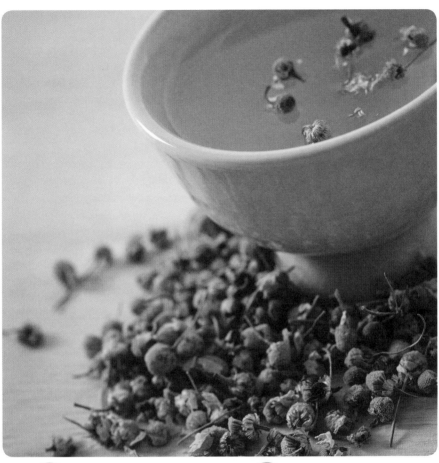

Cuándo usarla

✔ Después de comer, especialmente algo pesado, y una hora antes de acostarte.

✔ Cuando tengas dolor de estómago, cólicos menstruales, procesos infecciosos o alérgicos.

Consejos y datos

✔ Cuando tengas problemas de la garganta o la boca, aprovecha parte del té para un enjuague bucal.

✔ Puedes usar una crema o pomada preparada con manzanilla para ayudar a desinflamar los músculos o alguna irritación de la piel.

Ver los remedios en la página • **161**

Maracuyá

**Passion flower, *Passiflora incarnata*, pasionaria,
flor de la pasión, granadilla, chinola, parchita, murucuyá**

Si leíste mi libro *Mejora tu salud de poquito a poco*, seguramente recordarás que descubrí los beneficios del maracuyá al buscar una cura natural para mi grave problema de insomnio después de una década de depender de medicamentos. Me la recomendó un chamán guatemalteco, y era la ayuda que necesitaba. De hecho, hoy en día suelo tener cajitas de té de maracuyá en mi oficina para dárselas a los pacientes que sufren del mismo problema.

• Ayudar a la relajación
• Combatir el estrés
• Combatir el insomnio
• Tratar problemas circulatorios
• Aliviar dolores de cabeza, estomacales y musculares
• Tratar problemas de premenopausia y menopausia

Se cree que el maracuyá es originario del Brasil, aunque existen datos de su uso entre los incas como sedante y tranquilizante natural. Desde entonces su popularidad se extendió y llegó hasta Europa. Existen registros de su uso medicinal en el siglo XIX para tratar el insomnio, dolores menstruales, malestares digestivos, diarrea e, incluso, para calmar los síntomas de la epilepsia.

Por qué sí funciona

♦ Los alcaloides y flavonoides que contiene ayudan a conciliar el sueño y a que este tenga mayor calidad y sea más prolongado. Posee un efecto sedante similar al de las benzodiacepinas, pero sin el peligro de la dependencia.

♦ Al compararlo con el oxazepam se ha probado que, aunque el medicamento es más rápido, tras cuatro semanas de uso tiene la misma efectividad en el tratamiento de la ansiedad.

♦ Como método complementario para curar la dependencia de drogas y fármacos, ha mostrado excelentes resultados al aminorar efectos emocionales como irritabilidad y depresión durante la desintoxicación.

♦ Se han demostrado sus beneficios tratando diferentes patologías asociadas con el tracto gastrointestinal, como la colitis, por sus propiedades antiinflamatorias, antidiarreicas y antiespasmódicas.

♦ Su consumo, junto con otros productos naturales como el resveratrol, puede ser altamente eficaz para reducir síntomas, mejorar la calidad de vida y funcionamiento sexual de las mujeres durante la premenopausia y la menopausia.

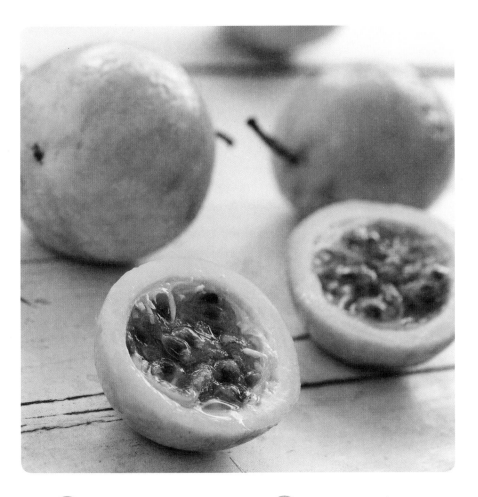

Cuándo usarlo

✔ Treinta minutos antes de dormir si sufres de insomnio o menopausia.
✔ Después de comer, para la digestión.
✔ Si hay ansiedad o estrés.

Ver los remedios en la página • 162

Consejos y datos

✔ Puedes agregarle otras hierbas como menta, albahaca, gotas de limón, etcétera.
✔ Puedes prepararlo con leche caliente en reemplazo del agua.
✔ Si sufres ansiedad o estrés, prepara 4 tazas de este té frío para beberlo durante el día.

Menta

Peppermint, Mentha piperita, menta piperita

La menta, la hierbabuena y el poleo pertenecen a la misma familia, una de las más importantes y generosas de la naturaleza. Aunque tienen algunas diferencias, en general, comparten la mayoría de las propiedades medicinales. Son originarias de los territorios alrededor del Mediterráneo y aparecen referencias de ellas desde la época del antiguo Egipto. Por los papiros de Edwin Smith, Lahun y Ebers, se sabe que la usaban en la gastronomía, como digestivo, para mejorar el aliento y para detener los vómitos. En leyendas mitológicas griegas aparece en platos tradicionales como la salsa de yogur tzatziki. Según el médico y farmacólogo griego Pedanio Dioscórides, podía llevar a los placeres amorosos lo mismo que a la infertilidad. En países como Egipto y Marruecos, su té es parte vital de la cultura y símbolo de acogida, capaz de refrescar cuerpo y alma.

- Tratar dolores
- Tratar problemas digestivos y el colon irritable
- Tratar problemas respiratorios
- Prevenir el mal aliento
- Combatir bacterias
- Aumentar la energía y la concentración

Por qué sí funciona

♦ Se han estudiado sus efectos como refrescante de la piel de larga duración, como analgésico para dolores musculares y como estimulante del flujo sanguíneo cuando se aplica tópicamente.

♦ Es eficaz en el tratamiento de cefalea o dolores de cabeza, sin efectos secundarios adversos.

♦ Se ha demostrado la capacidad del aceite esencial de menta para tratar la fibromialgia y el síndrome de dolor miofascial, aliviando el dolor muscular gracias a sus propiedades como analgésico natural. Es especialmente eficiente calmando los dolores de espalda y de músculos de las extremidades, y el dolor tensional de cabeza.

♦ El ácido ascórbico que posee y su principal agente activo, el mentol, son buenos descongestionantes, abren los senos nasales y son expectorantes, lo que ayuda a aflojar y expulsar la flema. El mentol también contribuye a regular la temperatura corporal, ya que aumenta la sudoración. Mientras que el tinol colabora en tratamientos de asma y alergias controlando la tos.

♦ Mejora el flujo de la bilis, calmando espasmos de colon. Es antioxidante, desintoxicante, revitalizante y antimicrobiana.

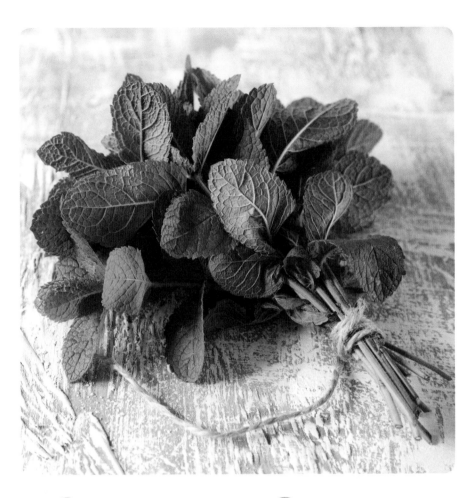

Cuándo usarla

✔ Diariamente. A cualquier hora. En especial, después de ingerir comidas pesadas.

Ver los remedios en la página 162

Consejos y datos

✔ Si vas a beber el té como digestivo, después de cenar, prepárala sola, con manzanilla, caléndula u otra hierba relajante.

✔ No la consumas si sufres de úlcera digestiva o problemas del hígado.

Moringa

Ben oil tree, *Moringa oleifera*, palillo, *drumstick*

La moringa ha cobrado importancia en las últimas décadas, especialmente por su utilidad en la lucha contra la desnutrición. Sin embargo, en la medicina ayurveda se utiliza desde hace cerca de cuatro mil años. Es originaria de las montañas del Himalaya, de Tamil Nadu, en India, y de África. Ha llegado a ser uno de los árboles más plantados recientemente ya que puede sobrevivir en terrenos casi estériles. Además, tiene la importantísima propiedad de regenerar los suelos donde crece, nutriéndolos y dejándolos listos para otros cultivos. De hecho, en 2008, el National Institute of Health (NIH) la eligió como

- Tratar inflamación e infecciones
- Fortalecer sistema inmunológico
- Combatir el envejecimiento
- Controlar el azúcar en sangre
- Prevenir el cáncer y contribuir a su tratamiento
- Tratar problemas gastrointestinales

la "planta del año" por sus innumerables cualidades medicinales y medioambientales. Se le conoce prácticamente en todo el mundo y es tan completa en su composición y cualidades que incluso muchos científicos la llaman "planta milagrosa".

Por qué sí funciona

♦ Contiene aminoácidos esenciales, antioxidantes, compuestos antibacterianos y antiinflamatorios con propiedades similares a las de medicamentos convencionales, pero sin efectos secundarios.

♦ Posee compuestos que reducen los efectos del estrés oxidativo y la inflamación, asociados con menor riesgo de enfermedades crónicas como diabetes, hipertensión y cáncer de colon, estómago y pulmón.

♦ Según un estudio publicado en 2014, el uso de la moringa y del amaranto retarda el envejecimiento y equilibra las hormonas en mujeres en la edad de la menopausia. También se mostró que

tomados juntos en ayunas controlan la glucemia y aumentan la hemoglobina.

♦ El ácido clorogénico presente en la moringa equilibra los niveles de azúcar en sangre, reteniendo o liberando la glucosa según el cuerpo lo necesite, lo cual ayuda a combatir la diabetes y a mejorar la salud del páncreas.

♦ Gracias a sus propiedades antiinflamatorias se utiliza con éxito en úlceras estomacales, problemas del hígado y los riñones, infecciones causadas por hongos, problemas digestivos e infecciones, cálculos renales, infecciones del tracto urinario, estreñimiento, retención de líquidos y diarrea.

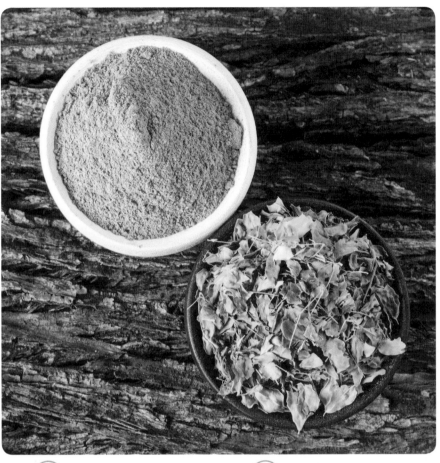

Cuándo usarla

✔ Todos los días, durante uno o dos meses, a cualquier hora. Descansa un tiempo antes de retomarla.

Ver los remedios en la página 163

Consejos y datos

✔ No utilices agua demasiado caliente para que las hojas no pierdan sus nutrientes.

✔ Si la consumes en polvo, comienza con media cucharadita al día. Prueba una semana antes de aumentar la dosis.

✔ También puedes utilizarla en suplementos.

Nimba

Neem, *Azadirachta indica*, nim, margosa o lila india

El árbol de nimba, originario de India y Birmania, hoy se exporta a casi todo el mundo y se da muy bien en zonas tropicales y subtropicales. Sus flores son muy fragantes y sus frutos son similares a la aceituna.

En la mayor parte de India se utiliza desde hace unos cuatro mil años y en áreas rurales se le conoce como "farmacia del pueblo" por la infinidad de usos medicinales que se les

- Combatir la caspa
- Tratar afecciones de la piel
- Combatir hongos
- Repeler insectos
- Eliminar piojos
- Combatir bacterias bucales

dan a todas sus partes. Además, sus hojas son usadas como forraje para animales y para espantar insectos y plagas, mientras su fruto lo comen tanto las aves como las personas. Las semillas y hojas también sirven para sazonar algunos alimentos picantes y eliminar bacterias bucales. Incluso se cuenta que Mahatma Gandhi acostumbraba comer *chutney* (una compota agridulce) con hojas de nimba para mejorar su estado general de salud.

Por qué sí funciona

◆ Tiene poder antibacterial y es efectiva tratando problemas como psoriasis y hongos, entre ellos los que causan la caspa, el pie de atleta y la candidiasis.

◆ Como antiséptico natural, controla enfermedades de las encías, las caries y el mal aliento.

◆ Se demostró que es tóxica para el virus del herpes bucal.

◆ Su uso tópico regular mejora la piel maltratada a causa del acné, cicatrices, pigmentación y puntos negros.

◆ Se han comprobado sus propiedades antialérgicas y antiinflamatorias en problemas de la piel.

◆ Las hojas y aceite esencial funcionan como lubricantes para la piel,

humectándola y mejorando su elasticidad. Tienen el mismo efecto revitalizador y nutriente en el cabello.

◆ Elimina tres variantes de piojos, pulgas y ácaros, así como nematodos y gusanos propagados por mosquitos y que son resistentes a productos químicos tradicionales.

◆ Posee azadiractina, un componente más efectivo como repelente y pesticida que los químicos, ya que interrumpe el ciclo vital de varias especies de insectos de manera más segura en el control de plagas.

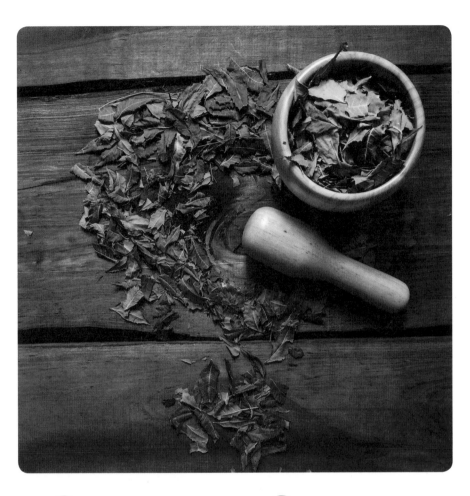

Cuándo usarlo

✔ Diariamente o al menos dos veces a la semana hasta que los problemas de caspa, piojos u hongos desaparezcan.

Ver los remedios en la página · 164

Consejos y datos

✔ La misma infusión sirve para el mal aliento, herpes bucal o para tratar hongos u otras afecciones de la piel.

✔ Puedes rociarla sobre la ropa de cama, sofás, armarios o la piel, como repelente de insectos y plagas.

Nopal

Prickly pear, *Opuntia ficus-indica*, cactus, chumbera, higuera

Dicen que "más mexicano que el nopal, ¡ni el tequila!" Cuenta la leyenda que la mismísima Ciudad de México fue fundada sobre un inmenso campo de nopales, siguiendo las indicaciones del dios Huitzilopochtli. Él les comunicó a los nativos que el lugar exacto donde debían fundar Tenochtitlán sería don-

- Controlar el azúcar en sangre
- Bajar de peso
- Disminuir el colesterol
- Disminuir los triglicéridos

de encontraran un águila devorando una serpiente posada en un nopal. Los aztecas y otros pueblos prehispánicos de la región conocían las bondades de esta planta arbustiva desértica desde mucho tiempo antes. Restos arqueológicos prueban que hace más de 25 mil años, además de ser uno de los platillos preferidos por los nativos recolectores en época de lluvias, era deshidratado y molido para el resto del año, y uno de los recursos fundamentales para tratar quemaduras y afecciones de la piel, infertilidad, contusiones, fracturas, amigdalitis y una larga lista de males.

Por qué sí funciona

- ◆ Según un estudio publicado en el *Journal of Ethnopharmacology*, el extracto de nopal disminuye en un 18% la cantidad de glucosa en la sangre.
- ◆ Su alto contenido de fibra y de proteínas como la pectina ayuda a que el azúcar que entra al cuerpo no se absorba de manera tan abrupta en la sangre.
- ◆ Un estudio realizado en California y publicado en la *Journal of Nutrition* demostró que la pectina del nopal ayuda a disminuir las concentraciones de colesterol "malo" y del colesterol total, contribuyendo así a la pérdida de peso.

- ◆ El nopal es rico en antioxidantes debido a que contiene ocho tipos de flavonoides y otras sustancias como el ácido pantoténico. Un estudio publicado en *The American Journal of Clinical Nutrition* en 2004 probó que el nopal proporciona mayor cantidad de antioxidantes, como la vitamina C, que algunas frutas.
- ◆ Existe evidencia de que el nopal es un importante inhibidor del desarrollo de enfermedades inflamatorias.
- ◆ Científicos italianos han demostrado que el nopal protege contra las úlceras gástricas.

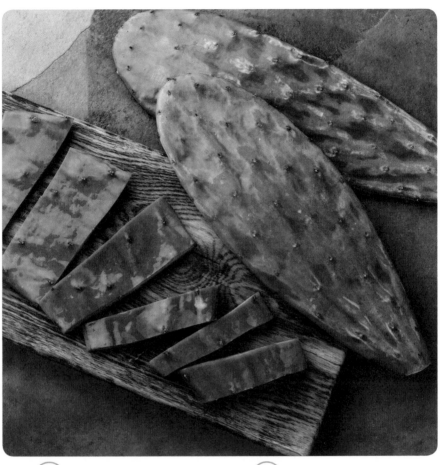

Cuándo usarlo

✔ En ayunas o media hora antes de comer, en batidos.

✔ Diariamente si padeces de diabetes tipo 2, triglicéridos o colesterol altos, o sobrepeso.

Consejos y datos

✔ Después de beberlo, espera al menos 30 minutos para ingerir alimentos.

✔ Consume bastante agua para apoyar la eliminación de grasa y excesos del organismo.

✔ Úsalo en batidos, jugos y ensaladas, más que cocinado, para aprovechar sus propiedades.

Ver los remedios en la página **165**

Orégano

Oregano, Origanum vulgare

La leyenda dice que la diosa Afrodita sopló sobre esta hierba y su aliento le regaló su particular aroma. "Alegría o brillo de la montaña" es el significado del nombre dado por los griegos, quienes lo veneraban como símbolo de felicidad. Luego lo compartieron con los romanos y, en ambas culturas, se hizo tradición que las parejas adornaran sus cabezas con laureles de orégano en su ceremonia de unión. Hipócrates usaba orégano para curar problemas estomacales, respiratorios e infecciosos. Y en la Edad Media se acostumbraba poner una ramita en la puerta de las casas para protegerlas de "malos espíritus". Se convirtió en una hierba adorada en lugares que van de los países árabes a los asiáticos y americanos. Además de su valor culinario y medicinal, tradicionalmente se ha usado en cosmética, elaborando perfumes y en secretas fórmulas afrodisíacas.

- Fortalecer el sistema inmunológico
- Tratar la inflamación
- Tratar problemas respiratorios
- Combatir bacterias, virus y hongos
- Tratar problemas digestivos
- Contrarrestar el envejecimiento
- Prevenir el cáncer

Por qué sí funciona

♦ El orégano contiene fitonutrientes como el ácido rosmarínico y timol, potentes antioxidantes que protegen las células del estrés oxidativo. Se ha demostrado que tiene una actividad antioxidante 42 veces más potente que las manzanas. Esto ejerce un efecto de antienvejecimiento significativo.

♦ El timol y el carvacrol también tienen propiedades antibacterianas. Se descubrió que es más efectivo tratando infecciones causadas por el parásito *Giardia lamblia* que el antibiótico más recetado para tratarlas.

♦ Su aceite esencial mejora la curación de infecciones bacterianas y es eficaz para prevenir el desarrollo de cepas resistentes a los antibióticos. Su uso como aerosol alivia rápidamente síntomas de infecciones respiratorias.

♦ Distintos estudios han demostrado que sus fitoquímicos pueden aniquilar patógenos transmitidos por los alimentos como la listeria, algunas superbacterias y ciertas especies de hongos.

♦ Se ha demostrado que su extracto puede ayudar a prevenir el cáncer de colon.

♦ Añadir a la carne una mezcla de especias rica en antioxidantes que incluya orégano, antes de cocinarla, reduce los compuestos tóxicos creados durante el proceso de cocción.

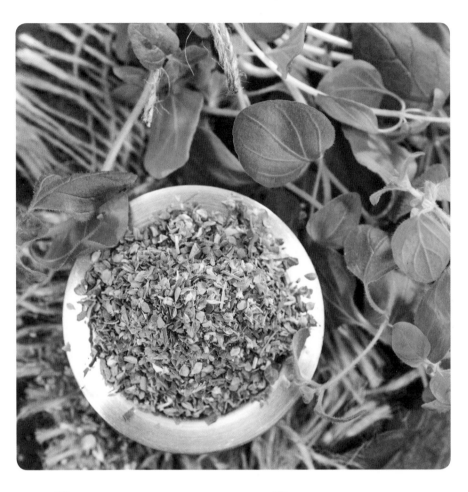

Cuándo usarlo

✔ Diariamente. Agrega orégano a tu dieta regular como una especia más para ensaladas, guisos, tortillas, etcétera.

Consejos y datos

✔ Mézclalo con sal, cúrcuma y pimienta para aliñar las comidas y disminuir tu consumo de sal.

✔ Usa sus hojas, semillas o flores, mezcladas con otras hierbas, para té o infusiones.

✔ Puedes adquirirlo como aceite esencial de orégano.

Ver los remedios en la página · 165

Ortiga

Stinging nettle, Urtica dioica L., urtica, pringamosa, picasarna, *California nettle*

Todo aquel que disfruta la vida al aire libre "como un niño explorador" tiene alguna historia de reacción alérgica al tocar la ortiga. Por ese poder irritante al tacto, esta planta silvestre tiene fama de ser mala hierba, pero no lo es. En la Grecia antigua ya tenía propósitos medicinales, pero hoy sabemos que tuvo usos previos a esos. En Dinamarca, se encontraron restos de mortajas fúnebres hechas con esta planta que datan de hace

- Tratar la hemorragia nasal
- Tratar alergias nasales
- Eliminar líquido
- Tratar la hiperplasia benigna de la próstata
- Tratar el dolor en articulaciones y músculos

unos cinco mil años. Algunos pueblos nativos norteamericanos también la usaban como fibra para redes, ropa y cuerdas. Asimismo, chamanes, médicos y herbolarios la han recetado para un sinfín de tratamientos a lo largo de la historia. Pero uno de los tratamientos más curiosos lo hacían los griegos y romanos, que frotaban sus hojas contra el abdomen y glúteos de los hombres para devolverles el vigor.

Por qué sí funciona

♦ La ortiga ha sido usada más comúnmente como diurético y para el tratamiento del dolor en músculos y articulaciones, eccema, artritis, gota y anemia. Hoy en día, se utiliza principalmente para tratar problemas urinarios, así como alergias y dolor en las articulaciones.

♦ Junto al diente de león, la ortiga es una de las mejores hierbas diuréticas.

♦ Su elevado contenido de clorofila mejora la circulación sanguínea.

♦ Se ha demostrado su capacidad para detener hemorragias, ya que contiene ciertos elementos que actúan para contraer las arterias. Aplicada sobre la piel, puede reducir el sangrado durante una cirugía.

♦ De acuerdo con varios estudios, tiene propiedades antihistamínicas. Se descubrió que puede aliviar las alergias y síntomas como los de la fiebre del heno.

♦ Diversas investigaciones han comprobado su efecto positivo al tratar los síntomas de la hiperplasia benigna de próstata. Gracias a sus propiedades antiinflamatorias puede disminuir los síntomas de la próstata agrandada, mejorar el flujo de orina, disminuir infecciones en esa zona y disminuir el crecimiento del tejido de la próstata.

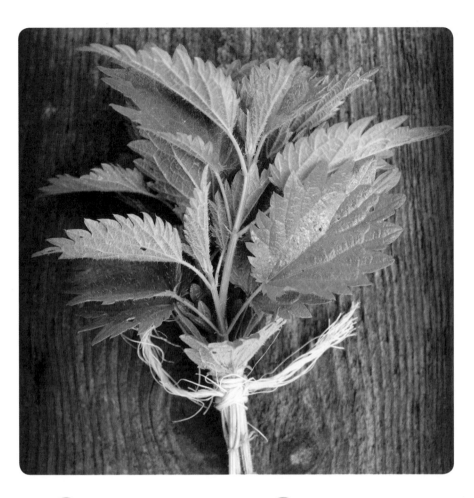

Cuándo usarla

✔ Usarla tópicamente cada vez que tengas sangrado nasal, cuantas veces sea necesario.

✔ Como té, úsala tres veces al día, una taza antes de cada comida.

Ver los remedios en la página • 166

Consejos y datos

✔ Puedes usar la ortiga como vegetal, para guisos, ensaladas y sopas.

✔ Manéjala siempre con guantes.

✔ Antes de usarla, déjala reposar por un día para que pierda el ácido y no pique al cocinarla o hervirla.

Perejil

Parsley, Petroselinum crispum

De acuerdo con la *Ilíada,* la isla mágica de la ninfa Calipso estaba cubierta por una alfombra verde de perejil. De hecho, ella usó su poder afrodisíaco para seducir y retener a Ulises durante años. Y es que en la cultura griega esta hierba era símbolo de placer, alegría y resurrección. También acostumbraban a colgar sus ramitas en las tumbas como una manera de honrar a sus muertos.

- Eliminar líquido
- Fortalecer el sistema inmunológico
- Mejorar el aliento
- Tratar la inflamación
- Prevenir el deterioro oxidativo de las células

El perejil es originario de la isla de Cerdeña, desde donde se extendió a todo el Mediterráneo. Los romanos, por ejemplo, se lo daban a sus gladiadores para infundirles fuerza, valentía y astucia en los combates.

Distintos pioneros de la medicina, como Dioscórides y Plinio, dejaron escritos acerca de sus usos medicinales. En la Edad Media unos le otorgaban poderes mágicos; otros, como san Francisco de Asís, se curaban las náuseas comiendo pan y perejil.

Por qué sí funciona

- Entre las distintas propiedades del perejil se encuentran las diuréticas y antiinflamatorias, especialmente las orientadas a bajar la hinchazón de las extremidades.
- Sus beneficios para la salud se deben, en especial, a sus aceites volátiles, entre ellos myristicin, limonene, eugenol y alfa-thujene. Estos ayudan a neutralizar algunos tipos de carcinógenos. En estudios con animales se ha demostrado que inhibe la formación de tumores en los pulmones y activa ciertas enzimas que protegen al cuerpo del daño oxidativo.
- El apigenen, un compuesto que contienen el apio y el perejil, inhibe drásticamente las células de cáncer de mama.
- Facilita la eliminación de gases acumulados en el tubo digestivo disminuyendo la inflamación gastrointestinal.
- Sus propiedades diuréticas ayudan a combatir infecciones urinarias o cistitis, además de prevenir cálculos renales y otros problemas del riñón.
- Su alto contenido de vitaminas (como la C) y minerales (como el hierro) ayudan a combatir la oxidación del cuerpo y de las grasas, reduciendo las posibilidades de desarrollar enfermedades cardiovasculares y degenerativas.

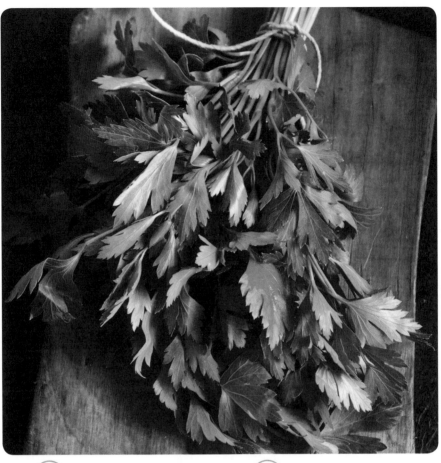

Cuándo usarlo

✔ Usa el perejil como té, batido o en compresas, diariamente, mientras sientas molestias. En especial, cuando necesites eliminar líquido o desinflamarte.

Ver los remedios en la página · 167

Consejos y datos

✔ Incorpora el perejil a tu dieta regular en ensaladas, guisos, sopas.

✔ Para aprovechar sus propiedades es mejor consumirlo crudo.

✔ Existen distintos tipos de perejil con las mismas propiedades.

✔ Puedes tener tu propio cultivo. Es fácil mantenerlo.

Psyllium (cáscara)

Sand plantain, Plantago psyllium, Plantago ispaghula, psilio, ispágula, jopicos, llantén de perro, pomos, psileo, zaracatona

Es oriunda del occidente mediterráneo, de la península Ibérica, así como del sur asiático y del norte africano. Herbolarios españoles mencionan que es una planta muy común en las riberas de los ríos, en arenales cercanos al mar, laderas y colinas. El psyllium o psilio es la cáscara de la semilla del plantago, la cual ha sido utilizada en la medicina tradicional para tratar problemas in-

- Combatir el estreñimiento
- Reducir el colesterol
- Bajar de peso
- Limpiar el sistema gastrointestinal

testinales, controlar el peso, regular la salud intestinal y, fundamentalmente, tratar el estreñimiento. Esto se ha llevado a cabo con tal éxito que hoy es la base de conocidas marcas de fibras solubles del mercado para ayudar en ese proceso.

Mientras que Pakistán e India actualmente son los mayores proveedores de psyllium, Estados Unidos es el mayor importador. Esto se debe a la gran cantidad de problemas digestivos de nuestra población debido a la falta de fibra en la dieta y de actividad física.

Por qué sí funciona

◆ Puede aliviar el Síndrome del Intestino Irritable. Además, ayuda a mejorar la contracción intestinal, produciendo movimientos intestinales más fáciles con deposiciones más suaves. Por esto, se recomienda para embarazadas, pacientes con fisuras anales, hemorroides y de cirugía rectal.

◆ Según un estudio, tomar suplementos con psyllium durante seis meses ayuda a disminuir el índice de masa corporal. Esto ocurre por la mayor eliminación de heces fecales y porque suprime la ansiedad, ayudando a comer menos y a escoger mejor los alimentos, sin sobreestimular el sistema nervioso.

◆ Estas propiedades se deben a su alto contenido de mucílago o fibra esponjosa gelatificante que, al llegar al intestino y absorber el agua, aumenta más de cuatro veces su volumen, ayudando a saciar el hambre rápidamente y estimulando la eliminación fecal.

◆ *Natural Medicines Comprehensive Database* lo clasifica como probablemente eficaz para bajar entre 3 % y 14 % del colesterol total, y disminuir las lipoproteínas de baja densidad en 5 % después de siete semanas o más de tratamiento en las personas con colesterol alto.

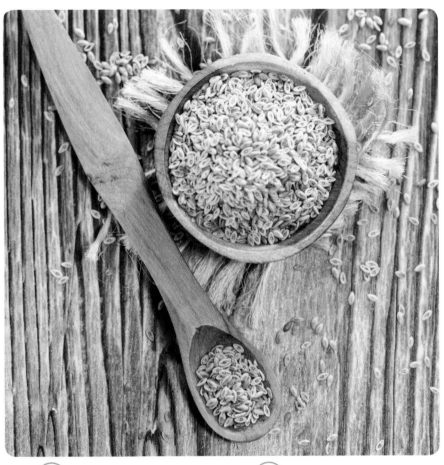

Cuándo usarla

✔ Diariamente, 30 minutos antes de comer.

✔ Al menos por cuatro semanas seguidas para notar los resultados.

Ver los remedios en la página • 167

Consejos y datos

✔ Parece ser más eficaz tomarlo con los alimentos.

✔ Ayuda a saciar el hambre más rápidamente.

✔ Incorporar entre 10 y 15 gramos de psyllium diarios.

✔ Beber bastante agua ayuda a asimilar la fibra y evita la deshidratación.

Regaliz

Licorice, *Glycyrrhiza glabra*, orozús, alcazuz, palo dulce

Los orígenes de esta raíz dulce se encuentran en Europa, Asia y algunos países del norte de África. Los chinos la usan desde hace siglos como condimento, endulzante y para tratar desde resfriados y tos hasta problemas gastrointestinales, e incluso algunos del sistema reproductivo femenino. En la medicina china está calificada como una droga natural o "guía", lo cual implica que, al combinarla con otras, potencia sus beneficios, ya que ejerce una acción cuyo efecto es la mejoría del organismo.

- Fortalecer el sistema inmunológico
- Tratar dolores
- Tratar resfríos y gripes y eliminar la flema
- Regular el cortisol
- Contrarrestar el estrés
- Combatir virus

En Europa sus beneficios también se han documentado desde Grecia y Roma. En la Edad Media, por ejemplo, se le utilizó como edulcorante para caramelos y para usos farmacéuticos. La mayoría de los usos que se le ha dado a esta planta desde las antiguas civilizaciones de China y Grecia, han comenzado a ser certificados hoy en día por la ciencia.

Por qué sí funciona

♦ Un estudio de la Universidad de Tianjin de Medicina Tradicional de China confirmó que usar esta hierba en conjunto con otras potencia los beneficios del resto.

♦ De acuerdo con un estudio publicado en la revista *Food Chemistry*, su consumo colabora como antioxidante, ayudando a eliminar radicales libres y mostrando propiedades que apoyan el sistema inmunológico debido a su contenido de triterpenoides.

♦ Se reconoce como un tratamiento temporal eficaz para el dolor de garganta por sus propiedades antiinflamatorias, para la tos intensa y como expectorante, ya que ayuda a aflojar y expulsar las mucosidades.

♦ Una investigación realizada en Japón confirmó su capacidad antiespasmódica al ayudar a calmar calambres abdominales y musculares.

♦ Es una de las principales hierbas adaptogénicas para ayudar al cuerpo a regular y reducir de manera más eficiente el cortisol, una de las principales hormonas relacionadas con el estrés.

♦ Una investigación publicada por la revista *Pharmaceutical Research* demostró que sus hojas también tienen un efecto antimicrobiano, atacando a estafilococos y a la *Candida albicans*.

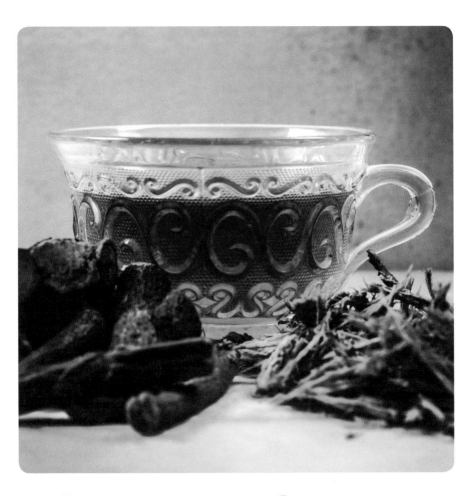

Cuándo usarlo

✔ Una taza, hasta tres veces al día, después de comer, si tienes molestias estomacales o gastritis.

✔ Si tienes síntomas de gripe o agotamiento por estrés.

Ver los remedios en la página 167

Consejos y datos

✔ Puedes comprar caramelos de regaliz para cargarlos en la cartera.

✔ También hay sirope natural de regaliz para endulzar postres o bebidas.

✔ No lo uses si tomas medicamentos para el corazón, para aumentar la presión o corticoides.

Salvia

Sage, *Salvia officinalis*, celima, salima, madreselva, *garden sage, common sage*

Esta hierba mediterránea, "prima" del romero, crece silvestre y tiene unas 900 variedades. En latín significa "salvar" o "curar", y es precisamente lo que ha hecho desde la antigüedad. Ha servido de diversas maneras, desde alejar el mal hasta curar mordeduras de serpiente, así como aumentar la fertilidad o mejorar un guisado.

- Combatir la inflamación
- Tratar infecciones de la piel
- Tratar problemas de la menopausia y posmenopausia
- Tratar el síndrome premenstrual

Médicos como el griego Galeno de Pérgamo y el romano Gayo Plinio la usaban como diurético, para estimular la menstruación, como astringente y anestésico, entre otros. Carlomagno recomendó, por decreto, que se cultivara en los jardines. En tanto, el poeta y botánico alemán Walafredo Strabo la inmortalizó en poemas. En la Edad Media se le llamó "salvadora" y era uno de los ingredientes más buscados para preparar una poción que los ayudó a combatir las plagas y pestes más terribles de la época.

Por qué sí funciona

- La salvia ha sido utilizada tradicionalmente para aliviar el dolor, contra el estrés oxidativo en el cuerpo, la inflamación, la infección bacteriana y viral.
- Se descubrió que la inhalación de aceite de salvia tenía la capacidad de reducir los niveles de cortisol y mejorar los de la hormona tiroidea en mujeres posmenopáusicas rondando los 50 años. Se comprobó, además, que tiene un efecto antidepresivo, mejorando considerablemente el estado de ánimo.
- Precisamente por su efecto en el sistema nervioso, se recomienda para personas bajo cuadros de nerviosismo, ya que relaja y aminora los síntomas, especialmente la ansiedad. También ayuda a conciliar el sueño.
- El aceite esencial de salvia tiene propiedades carminativas, antiespasmódicas, antisépticas y astringentes gracias a compuestos químicos como los flavonoides, terpenoides y aceites esenciales. Y es especialmente eficaz como antiinflamatorio.
- Varios estudios han señalado que puede ayudar a reforzar la memoria y la atención, por lo cual está siendo arduamente investigada para tratar enfermedades como el Alzheimer y otras relacionadas a la capacidad cognitiva.

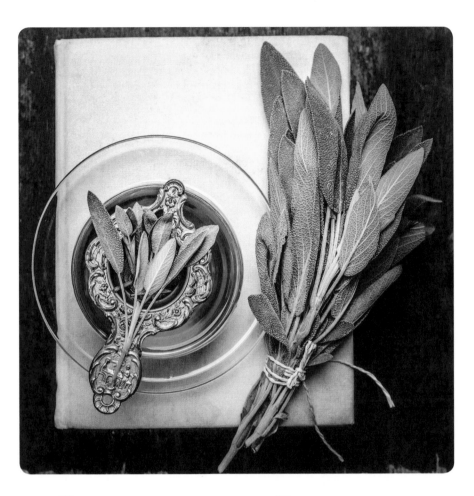

Cuándo usarla

✔ A diario cuando hay problemas, hasta dos tazas por día.

Ver los remedios en la página 168

Consejos y datos

✔ También puedes usar aceite de salvia para quemar o incienso; es muy recomendado como aromaterapia, especialmente para mujeres cerca de la menopausia.

✔ Debe ser utilizada con moderación debido a sus efectos sedantes.

Semillas de calabaza

Pumpkin seeds, *Cucurbita pepo*, semillas de zapallo, semillas de auyama

La calabaza parece haber existido desde hace unos nueve mil años en el Caribe, mientras que en América del Norte y Suramérica los pueblos precolombinos náhuatl y quechua ya la utilizaban antes de que los españoles trajeran su propia versión europea.

Ha sido usada de mil maneras, desde cantimplora hasta un tipo de pan. Pero los indígenas americanos realmente la cultivaban por las valiosas propiedades medicinales de sus semillas y cáscara. Las utilizaban para expulsar lombrices intestinales y combatir la retención de líquido, entre muchas otras cosas. En la medicina tradicional china, en cambio, eran empleadas para eliminar mucosidades del sistema respiratorio.

En la actualidad, en países como Hungría, Austria y Alemania, de las semillas se produce un nutritivo y muy codiciado aceite prensado en frío. Es tan apetecido y costoso que su uso en la cocina se limita a su variante *gourmet*.

- Tratar problemas de la próstata
- Tratar el insomnio y procurar la relajación
- Tratar problemas de la menopausia
- Tratar la inflamación de las articulaciones

Por qué sí funciona

- De acuerdo al sitio *The World Healthiest Foods*, las semillas de calabaza han mostrado efectos beneficiosos para el control de la hiperplasia prostática benigna.
- Son ricas en cinc, el cual ayuda a disminuir la inflamación de la próstata y su crecimiento anormal, además de combatir la disfunción eréctil.
- Pueden aplacar los síntomas de la menopausia debido a un fitoestrógeno natural. También ayudan a aumentar el colesterol "bueno", a disminuir la presión arterial y a combatir el dolor articular.
- ¼ de taza de semillas contiene prácticamente la mitad del magnesio que se necesita diariamente para cumplir con el bombeo de sangre al corazón, la relajación de los vasos sanguíneos y el control de la presión arterial.
- Según varios estudios, se requiere un gramo diario de triptófano para dormir bien; esto se puede obtener consumiendo 1 onza de semillas.
- Un estudio realizado en animales demostró que el aceite de las semillas puede tener efectos antiinflamatorios similares al medicamento indometacina, con la ventaja de no tener sus efectos secundarios.

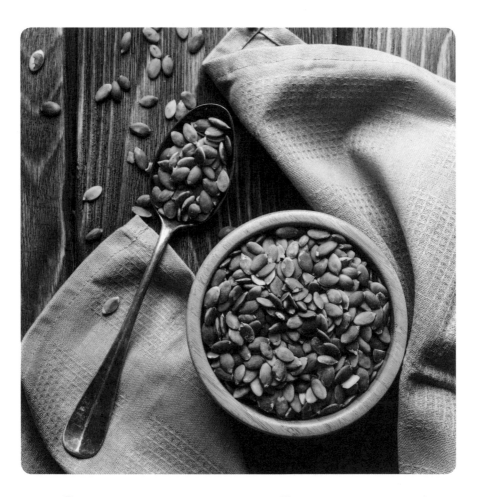

Cuándo usarlas

- ✔ Úsalas para las molestias al orinar en los hombres, o los síntomas de menopausia en las mujeres.
- ✔ Cuando hay dolor e inflamación de las articulaciones.

Ver los remedios en la página • 168

Consejos y datos

- ✔ Si tienes problemas para dormir, puedes comer 200 g de semillas de calabaza con una manzana o un batido de manzana y semillas de calabaza, media hora antes de acostarte.
- ✔ Es mejor comerlas crudas y frescas.

Semillas negras

Black cumin, *Nigella sativa*, semilla de cebolla negra, comino negro, falso comino, abésoda, flor de hinojo, *kalonji*, sésamo negro, cilantro romano, *black seed*

Tutankamón, el faraón egipcio, fue enterrado con restos de aceite de semilla negra entre sus ofrendas. La medicina árabe unani las conoce como *habbatul barakah*, que significa "semillas benditas", y la islámica *tibb-e-nabwi* las consigna como una de las mejores opciones que Dios le indicó al profeta Mahoma para curar a los enfermos y ayudar a mantener bien a los sanos.

• Tratar problemas respiratorios
• Combatir la obesidad
• Fortalecer el sistema inmunológico
• Combatir la diabetes
• Bajar la presión arterial
• Apoyar tratamientos de cáncer

En el mundo griego, el médico Pedanio Dioscórides las recomendaba en su libro *De materia médica* para los dolores de cabeza, la congestión nasal, el dolor de estómago y los parásitos intestinales. Para Hipócrates, eran un tratamiento eficaz para los problemas digestivos y hepáticos, mientras que el científico persa Ibn Siná, o Avicena, aseguraba en su libro *Canon de la medicina* que las semillas negras estimulan la energía del cuerpo y ayudan a recuperarse de la fatiga y el desaliento.

Por qué sí funciona

♦ Más de 650 investigaciones han verificado sus propiedades relacionadas con los sistemas inmunológico, respiratorio, cardiovascular y digestivo, las funciones renal y hepática, y con el bienestar general.

♦ La mayor parte de sus beneficios se deben, en especial, a la presencia de timoquinona, timohidroquinona y timol, componentes químicos activos de su aceite esencial.

♦ La timoquinona puede ayudar a combatir la diabetes y el asma y a prevenir el cáncer. Se comprobó que es más eficaz aliviando el asma que muchos fármacos y aerosoles.

♦ El timol posee la capacidad para matar virus como el de la tuberculosis.

♦ Según un estudio realizado en India, de 144 cepas probadas de superbacterias resistentes a una serie de antibióticos, el aceite de semilla negra combatió eficazmente 97.

♦ Mejoran la sensibilidad a la insulina y el nivel de azúcar tan eficazmente como la metformina y sirven para tratar la tensión arterial y la obesidad.

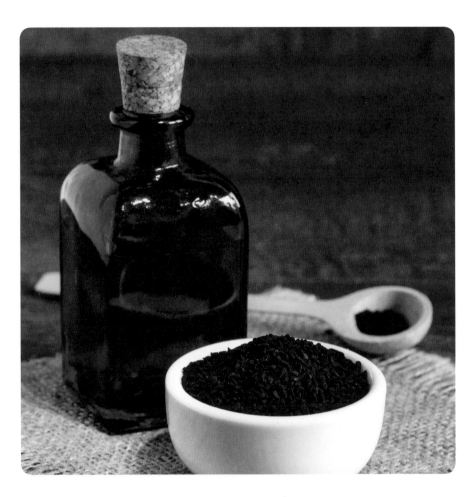

Cuándo usarlo

✔ Diariamente como tratamiento complementario para problemas de azúcar, presión arterial, exceso de peso o asma.

✔ Agrégalas a tu dieta regular como apoyo del sistema inmunológico.

Ver los remedios en la página 169

Consejos y datos

✔ Puedes usar aceite de semillas negras para el aliño de tus ensaladas.

✔ Utiliza entre tres y cinco gramos de semillas negras al día.

✔ En exceso, pueden resultar tóxicas para algunas personas con alergias.

Té verde matcha

Matcha tea, Camellia sinensis, nukchakaru o *nukcha garu*, té verde en polvo

El té verde matcha tiene más de ocho siglos de historia y cierto sentido espiritual. Su ingestión es considerada un momento de meditación trascendental, pues su preparación brinda una pausa en el diario ajetreo. Al igual que casi todas las variedades de té, los chinos fueron los primeros en probarlo durante la dinastía Song. Luego, en 1191, un monje budista zen lo llevó a Japón, junto con su filosofía, la cual incluía la preparación y degustación del matcha como parte de un ritual. Al principio,

• Procurar la salud cardiovascular y cerebrovascular
• Controlar los triglicéridos
• Disminuir el colesterol
• Bajar de peso
• Prevenir el cáncer al disminuir las posibilidades de desarrollar tumores

este ritual solo se practicaba en los monasterios budistas. Luego, las clases altas de la sociedad japonesa lo adoptaron como una ceremonia exclusiva llamada *chadõ* o *chanoyu*, hasta convertirse, siglos más tarde, en parte de la cultura local, que lo ha mantenido como un momento cotidiano, pero especial, que implica "darse tiempo para sí".

Por qué sí funciona

♦ Un estudio determinó que una porción tiene unas 137 veces más antioxidantes que una taza de té verde regular. Según el Departamento de Agricultura de Estados Unidos y la Universidad Tufts, contiene una mayor concentración de antioxidantes que todas las frutas y verduras conocidas hasta la fecha.

♦ Investigaciones recientes muestran que su consumo puede ayudar a prevenir problemas cardíacos, ya que los antioxidantes ayudan a bloquear la oxidación del colesterol LDL, aumentan el colesterol HDL, disminuyen los triglicéridos y mejoran la presión arterial.

♦ De acuerdo con un estudio publicado en la *American Journal of Clinical Nutrition*, su consumo regular incrementa en hasta 43 % las calorías que quema el cuerpo, pues absorbe la grasa acumulada en los lugares más difíciles.

♦ El análisis de cerca de 50 estudios epidemiológicos, ensayos aleatorios y metanálisis (análisis estadístico de resultados obtenidos en diferentes ensayos clínicos) de los efectos del té verde sobre distintos tipos de cáncer mostró algunas pruebas sugiriendo que tiene efectos beneficiosos, especialmente sobre los cánceres gastrointestinales, de vejiga, mama y colorrectal.

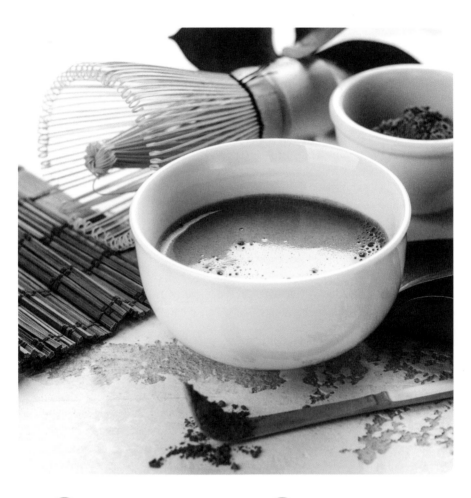

Cuándo usarlo

✔ Puedes tomarlo a diario, hasta tres veces al día.

✔ Media hora antes de hacer ejercicio para aumentar el rendimiento y la energía.

Ver los remedios en la página · 170

Consejos y datos

✔ Normalmente, la dosis para una taza es una cucharadita, pero si recién empiezas a usarlo, prueba con media cucharadita, ya que su sabor es intenso. Ve aumentando paulatinamente mientras te acostumbras a su sabor.

Tilo

Tilia, Tilia sylvestris, tilia, flores de lima,
linden flower, lime tree, basswood, tilia americana

En la mitología griega, la ninfa Philyra se transformó en un tilo después de pedir a los dioses que no la dejaran entre los mortales. Desde entonces, se dice que este árbol gigantesco y milenario, nativo de Europa, almacena los rayos del sol en sus flores de miel. Por eso, cuando se bebe como té, infunde el sol en el cuerpo.

Hay historias de icónicos ejemplares en Suiza, Noruega, Alemania y Eslovenia con más de mil años de antigüedad. Se dice, por ejemplo, que un ejemplar ubicado en el patio del castillo de Nuremberg, Alemania, a comienzos de 1900, habría sido plantado por la emperatriz Cunegunda, esposa de Enrique II, alrededor del año 1000.

Los eslovenos tienen un ejemplar en cada pueblo y marcan con él el lugar donde la comunidad se reunió en sus orígenes para celebrar y tomar decisiones de interés común.

- Combatir problemas respiratorios
- Tratar el dolor de cabeza y de extremidades (reumatismo)
- Reducir la fiebre
- Tratar la tos
- Expulsar la flema

Por qué sí funciona

- Tradicionalmente conocido como el "té de la fiebre", fue usado desde hace siglos por curanderos de distintos países europeos para bajar la temperatura debido a que incentiva al cuerpo a sudar, empujando a que se enfríe más rápido. Además, posee propiedades diuréticas que ayudan a eliminar el exceso de calor y las infecciones que provocan la fiebre.

- Estimula el hipotálamo, controlando de mejor manera la temperatura corporal.

- En un proceso de gripe y resfrío colabora también reforzando las defensas del organismo, ayudándolo a recuperarse más rápido. Se ha comprobado que ayuda a recobrar el apetito y a mejorar el estado de ánimo.

- Gracias a sus propiedades relajantes, es útil durante procesos infecciosos, ya que permite que el tiempo de descanso sea mejor aprovechado con un sueño reparador que refuerza el sistema inmune.

- Se demostró que también puede reducir la congestión nasal, aliviar la irritación de la garganta y disminuir la tos.

- Posee dos flavonoides principales, kaempferol y quercetina, con una potente actividad antiinflamatoria, especialmente en casos de reumatismo.

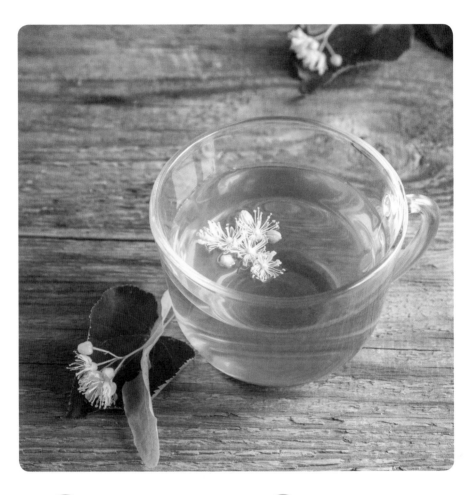

Cuándo usarlo

✔ Apenas comience el estado febril o la gripe. De dos a cuatro tazas.

✔ Cuando necesites descansar toma una taza una hora antes de dormir.

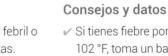
Ver los remedios en la página 170

Consejos y datos

✔ Si tienes fiebre por encima de 102 °F, toma un baño tibio que te ayude a nivelar la temperatura corporal con la del agua.

✔ Cuando salgas del baño, toma otra taza de té.

Tomillo

Thyme, Thymus vulgaris, thymus

Los griegos nombraron a esta hierba increíblemente aromática. Su nombre significa "fumigar", pues descubrieron que, además de sus propiedades culinarias y medicinales, usada como incienso podía limpiar desde la energía de los templos sagrados hasta las múltiples plagas callejeras. Los egipcios la utilizaban, junto a otros ingredientes, para embalsamar a los faraones, mientras que los

• Tratar sinusitis, bronquitis, tosferina, laringitis, amigdalitis
• Aliviar el dolor en la boca
• Combatir el mal aliento
• Tratar la infección de oídos
• Mejorar el ánimo

romanos la incorporaron para mejorar sus alimentos, aromatizar sus casas y acabar con la melancolía. En las antiguas Grecia y Roma, y en la Europa medieval en general, era considerado un símbolo de valor y de admiración. Tener "el olor del tomillo" era un cumplido reservado solo a los valientes. Incluso, existía el ritual de que, antes de partir a una batalla, los caballeros recibieran de sus mujeres una bufanda bordada con una abeja y una ramita de tomillo que les dejaba saber cuánto los admiraban.

Por qué sí funciona

♦ En un estudio realizado en Alemania se demostró la efectividad del tomillo para controlar la tos.

♦ Contiene sustancias químicas como carvacrol, borneol, geraniol y, el más importante, timol, que tienen propiedades antisépticas, antimicrobianas, antibacterianas y fungicidas.

♦ Su capacidad antiséptica ayuda a disminuir algunas consecuencias de los gérmenes y bacterias, como la fiebre.

♦ Un estudio de laboratorio mostró que la tintura de tomillo tiene resultados impresionantes: aniquila las bacterias del acné, superando a los productos antiacné que incluyen peróxido de benzoilo.

♦ Su aceite ayuda a combatir bacterias, virus y moho.

♦ El timol que contiene esta hierba es uno de los componentes esenciales del conocido Vick Vaporub.

♦ El carvacrol afecta la actividad de las neuronas, aumentando los sentimientos de bienestar y mejorando el estado de ánimo cuando se utiliza en tratamientos de aromaterapia.

♦ Contiene varios compuestos que apoyan el sistema nervioso central y el cerebro; por ejemplo, naringenina, la cual favorece la circulación, y niacina, que suministra glucosa al cerebro, ayudando también al riego sanguíneo cerebral.

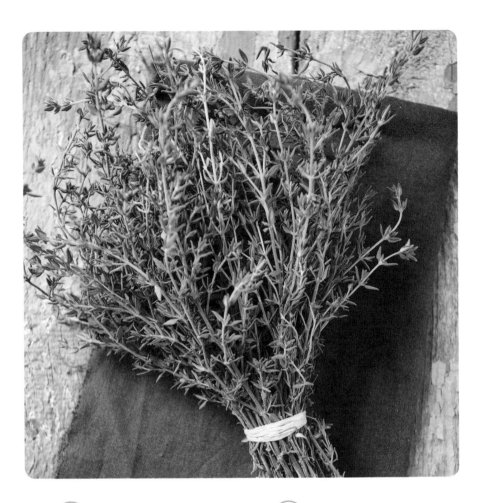

Cuándo usarlo

✔ A cualquier hora, durante un cuadro de resfrío, sinusitis, amigdalitis, etcétera. Tres veces al día como máximo.

Ver los remedios en la página 171

Consejos y datos

✔ Para un alivio rápido, frota unas hojas de tomillo entre las manos y huele el aceite que desprende. Pasa luego las manos por el área afectada.

✔ Ten unas ramitas cerca para olerlas; te ayudará a disminuir los malestares.

Verbena de limón

Lemon verbena, *Aloysia citriodora*, cedrón, hierba luisa, verbena, *verveine citronnelle*, lemon beebrush

En 1780, el botánico francés Joseph Dombey fue enviado al Perú para buscar especies que pudieran naturalizarse en el Viejo Mundo. A su regreso, su valiosa carga fue confiscada en Cádiz y muchas plantas murieron tras ser almacenadas en una bodega. La verbena de limón fue la única especie sobreviviente. Esta planta ha recibido distintos nombres. En España, por ejemplo, la llamaron hierba luisa en honor de María Luisa Teresa de Parma, quien se convirtió en reina. Su aroma la ha hecho famosa y parte de la cultura popular. En la película *Gone With the Wind*, Scarlett O'Hara declara que la verbena de limón es su "aroma a madre" favorito. Asimismo, fue uno de los aromas florales escogidos por Givenchy para una de sus fragancias para mujer más vendidas, y aun la incluye entre sus ingredientes.

- Tratar problemas gastrointestinales
- Disminuir espasmos musculares y calambres menstruales
- Combatir la *Candida*, virus y bacterias
- Tratar la fiebre, la inflamación, el dolor
- Fortalecer el sistema inmunológico

Por qué sí funciona

♦ La verbena de limón tiene propiedades antiespasmódicas y antimicrobianas. Una investigación de la Universidad Estatal de Campinas, Brasil, mostró que aniquila la *Candida albicans* y puede matar ácaros y bacterias.

♦ Contiene productos químicos orgánicos como terpenoides, aceites volátiles, flavonoides, bioflavonoides y ácidos fenólicos. Un flavonoide como la luteolina, por ejemplo, tiene propiedades antioxidantes, antiinflamatorias, antitumorales y es un poderoso limpiador de radicales libres.

♦ Sus propiedades antiespasmódicas ayudan a calmar el dolor de estómago y a eliminar calambres y la hinchazón.

♦ Sus propiedades antioxidantes promueven una mejor salud general del cuerpo, con evidencia en un aumento decisivo en los glóbulos blancos, la primera línea de defensa de nuestro sistema inmunológico.

♦ Su uso se ha relacionado directamente con la reducción del dolor en las articulaciones y con menor tiempo de recuperación de lesiones articulares y enfermedades inflamatorias.

♦ Ayuda a desinflamar internamente las vías respiratorias, contribuyendo a calmar la tos y la congestión en cuadros gripales. Además, estimula la sudoración y, por lo tanto, ayuda a tratar la fiebre.

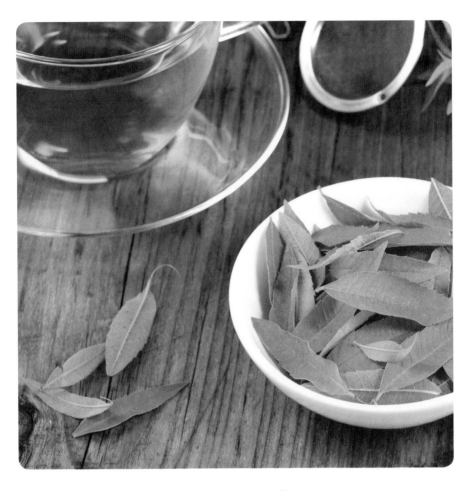

Cuándo usarlo

✔ A diario, si gustas, como té, en especial después de una comida pesada o una hora antes de ir a dormir.

Ver los remedios en la página • 172

Consejos y datos

✔ Puedes mezclar el té con otras hierbas como menta o hibisco para variar su sabor.

✔ También puedes agregar unas hojas al agua en que cocinas pasta, sopas, arroz, cebada o avena. Aunque las hojas son ásperas, se pueden comer.

Vinagre de sidra de manzana

Apple cider, vinegar

Hipócrates ya mencionaba las cualidades del "vino agrio" fermentado para limpiar y curar heridas en el año 420 a. C. Doscientos años más tarde, el estratega militar Aníbal de Cartago lo utilizaba para disolver las rocas que solían bloquear los caminos por donde debía avanzar con su ejército. En tanto, en el siglo x, Sung Tse, quien es considerado un pionero en medicina forense, en sus libros comentaba que antes de tocar los cuerpos para las autopsias debía lavar sus manos con azufre y vinagre para evitar contaminarlos.

- Bajar los niveles de azúcar en la sangre
- Tratar la inflamación de los pies
- Eliminar hongos y bacterias
- Tratar el acné

En Estados Unidos, ya a fines del siglo XVIII los médicos mencionaban su uso para numerosos problemas, desde dolor de estómago hasta afecciones de la piel por la hiedra venenosa. Y antes de que se comenzara a comercializar fármacos para el tratamiento de la diabetes, solía recetarse el vinagre con ese mismo propósito.

Por qué sí funciona

♦ La mayoría de las investigaciones confirman los efectos de este vinagre para estabilizar el azúcar en la sangre. Esto se debe a las propiedades antiglucémicas del ácido acético. Según los investigadores, aumenta la sensibilidad a la insulina de manera similar a la metformina.

♦ Estudios recientes concuerdan con que posee propiedades antimicrobianas, especialmente relacionadas con la preparación de alimentos, ya que inhibe el crecimiento de bacterias como *E. coli*. Los expertos aseguran que, sin diluir, se puede utilizar para limpiar dentaduras postizas de manera segura, pues, a diferencia de otros productos químicos, no daña la mucosa de la boca.

♦ En lugares alejados y con recursos limitados, como la selva amazónica, médicos locales y parteras utilizan soluciones de vinagre para examinar a mujeres y detectar posibles brotes de papiloma humano. Este mismo método para detectar lesiones de cáncer cervical ha sido estudiado por investigadores en China y publicado por la Universidad de York.

♦ Está comprobado que desactiva los nematocistos, que son las púas que utilizan las medusas para inyectar el veneno.

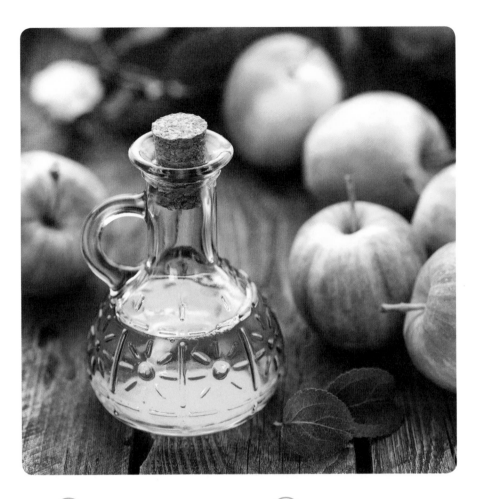

Cuándo usarlo

✔ Como bebida, dos veces al día, media hora antes de comer.

✔ Para la piel, aplícalo como loción astringente o en lavados cada dos o tres días.

Consejos y datos

✔ No consumas el vinagre puro, siempre dilúyelo en agua.

✔ Como loción astringente, espera uno o dos días entre aplicaciones para evitar que la piel se reseque.

✔ No lo utilices tópicamente sin diluir, puede quemarte o provocar irritación.

Ver los remedios en la página 172

Zanahoria

Carrot, Daucus carota, sativus, carotte, cenoura,
danggeun, gajar, gelbe rube, hongdangmu, hu luo bo,
karotte, mohre, mohrrube, ninjin

Se dice que las primeras zanahorias tenían poco o nada de ese color naranja intenso que conocemos. Eran más bien púrpuras por fuera y levemente anaranjadas por dentro. Pero eso poco importaba, pues en un principio —hace unos tres mil años antes de la era cristiana, en la antigua Persia, actual Irán, y en Afganistán— lo que realmente se usaba eran sus aromáticas hojas

- Combatir deficiencia de vitaminas
- Potenciar la visión
- Tratar la diarrea
- Bajar el colesterol
- Prevenir el cáncer
- Combatir signos de vejez en la piel

y sus semillas. El resto, esa raíz tan versátil y sabrosa, era simplemente desechado.

Con el paso de los siglos, las rutas de la seda y las especias, así como las guerras y conquistas de territorios, fueron factores que propiciaron la distribución de este tubérculo por el mundo. Hay escritos que hablan del uso de su raíz como alimento en las antiguas Grecia y Roma, donde era muy popular con propósitos medicinales y especialmente valorada como afrodisíaco.

Por qué sí funciona

- Se recomienda para recuperar el sistema digestivo en niños que han sufrido un cuadro grave de diarrea.
- Su consumo regular previene la formación de úlcera gástrica y otros trastornos digestivos.
- Investigaciones de la Universidad Tufts demuestran que el betacaroteno, al entrar en el cuerpo humano, puede convertirse en una sustancia llamada ácido retinoico, ampliamente utilizada para tratar diferentes tipos de cáncer.
- Un estudio realizado en Suecia demostró que quienes consumían aproximadamente la mitad de una zanahoria al día tenían dos tercios menos riesgo de cáncer de mama. Por otro lado, una dieta rica en licopeno, presente en la zanahoria, protege contra el cáncer de próstata.
- Diversos estudios muestran que la vitamina A y los antioxidantes luteína y zeaxantina protegen los ojos de la degeneración macular, una de las principales fuentes de ceguera en los ancianos, así como de problemas en la retina.
- Consumir zanahorias diariamente ayuda a la absorción de vitamina D y a mantener una piel lozana, combatiendo los radicales libres y retrasando así su envejecimiento.

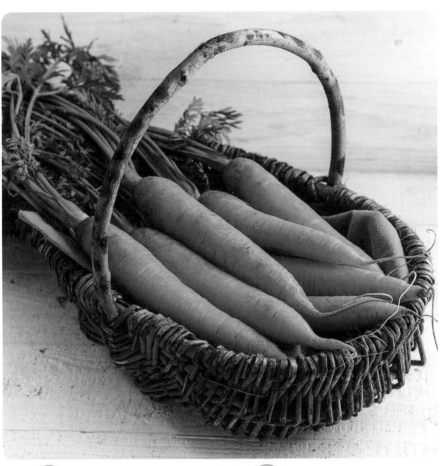

Cuándo usarlo

✔ A diario, como parte de tu dieta.

Ver los remedios en la página · 173

Consejos y datos

✔ Aunque puede consumirse cruda o cocinada, algunos de sus nutrientes son solubles en agua y por lo tanto se diluyen.

✔ Algunos experimentos han demostrado que comer zanahorias ligeramente cocinadas es mucho más beneficioso que comerlas crudas.

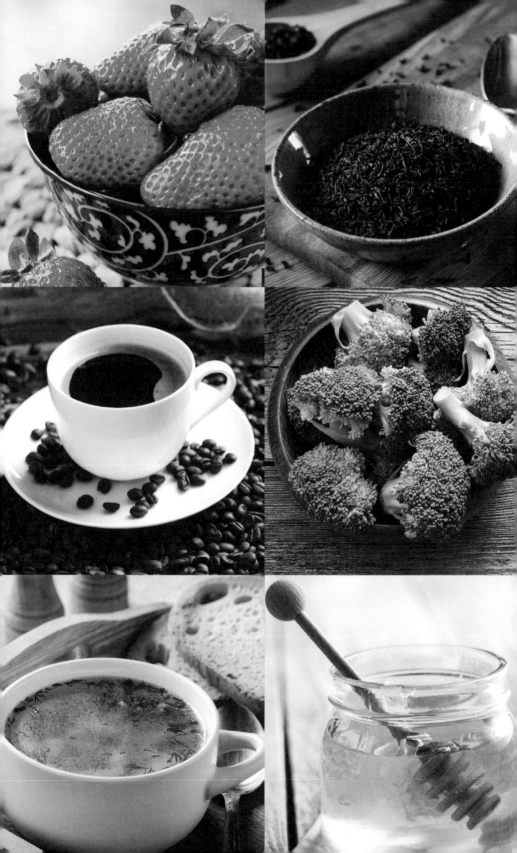

Secretos para tener a mano

Algodón con alcohol

El vómito o emesis es el reflejo de expulsar violen-
tamente y con espasmos lo que se carga en el estómago. Lo que acabamos de comer (aunque sea solo
agua) sube a través del esófago para ser lanzado

• Evitar náuseas y vómitos

hacia el exterior. Y las náuseas o arcadas son la reacción previa que se produce y que,
de alguna manera, nos avisan que algo anda mal y quiere salir de nuestro organismo.

Puede ser parte de un proceso infeccioso que nuestro cuerpo está combatiendo, o
algo que comimos en mal estado, o que simplemente nos resulta desagradable. También es común que vomitemos cuando se ha ingerido una medicina demasiado fuerte
o como síntoma adverso de la quimioterapia, tras una cirugía, debido a la anestesia, o
por un embarazo. Tanto las náuseas como el vómito no son agradables, nos dejan
agotados y con una sensación de debilidad temporal.

ESTE ES EL REMEDIO:
Oler algodón con alcohol

Poner una bolita de algodón con alcohol isopropílico (el mismo que tenemos en casa
para las heridas) frente a las fosas nasales. Respira unas tres veces de manera pro-
funda y luego quítala. Espera al menos unos 15 minutos antes de repetirlo, aunque
seguramente no vas a necesitar hacerlo.

Es importante que no se hagan más de tres o cuatro inhalaciones. Especialmente
las mujeres embarazadas no deben excederse, y es mejor si pueden sustituir estas
inhalaciones con otros remedios caseros, como comer hielo picado. En ocasiones, el
vapor de alcohol puede ocasionar dolor de cabeza o causar intolerancia por el aroma.

Por qué sí funciona

◆ De acuerdo con los Anales de Medicina
de Emergencia, un estudio reciente
demostró que los pacientes de
urgencias que inhalaron los algodones
con alcohol isopropílico redujeron en
50% las náuseas. Otros seis estudios,
publicados en 2012 por el sitio de
estudios científicos Cochrane Library,
en los que se utilizó alcohol isopropílico,
mostraron que puede tener algún
efecto en la reducción de las náuseas
y vómitos postoperatorios.

◆ El mecanismo de acción no está
muy claro. El vómito y las náuseas se
producen por la activación de una serie
de nervios en la corteza cerebral y el
aparato vestibular. Todo indica que, al
inhalar el vapor de alcohol en pequeñas
cantidades, estos se relajan y se
desactivan.

Algodón y vinagre

¿Habrá alguna persona que no haya sufrido de un sangrado de nariz? Las hemorragias nasales son algo común y, en general, se deben a irritaciones menores a causa de gripe, exceso de frío y resequedad, uso de aerosoles, estornudos muy violentos, etcétera, que rompen algunos vasos sanguíneos de la nariz.

• Detener una hemorragia nasal o epistaxis

El aire que entra y sale por las fosas en ocasiones reseca las membranas que las protegen. Por ejemplo, es común que, durante la época de frío, la calefacción reseque la nariz y esta empiece a sangrar, especialmente después de padecer algún proceso viral, como una gripe. Ahora, que sea algo común no significa que ocurra permanentemente, pues si es así, debes acudir a tu médico.

ESTE ES EL REMEDIO:
Compresión y cauterización natural de los vasos

- 1 gasa
- 1 bolita o pétalo de algodón
- ½ cucharadita de vinagre blanco

Aplica presión con la gasa en la punta de la nariz por lo menos por cinco minutos. Luego empapa el algodón con vinagre. Tómalo entre tus dedos y, con cuidado, introdúcelo en tu nariz mientras respiras por la boca. Sácalo con cuidado luego de 10 minutos. Permanece sentado durante el proceso. No descanses la cabeza hacia atrás, eso no ayuda y lo único que hace es que la sangre corra a la garganta.

Por qué sí funciona

♦ Al apretar inicialmente la punta de la nariz, se promueve la coagulación natural de la sangre. El algodón con vinagre, además de absorber la sangre, cauteriza los vasos sanguíneos gracias a su acidez, y podría detener el sangrado. El descongestionante nasal causa que el capilar afectado se contraiga, logrando así detener el sangrado.

♦ También ayuda el bajar la temperatura corporal, especialmente de la cara, pero no enfriar la nariz. Chupar hielo o beber agua muy fría es una medida eficaz.

Si no tienes vinagre, puedes usar unas gotas de jugo de limón, o incluso uno de los descongestionantes en aerosol que se vende sin receta.

Bolsa de papel

A lo largo de mi vida he sido una víctima confesa de los ataques de pánico. He pasado más de un mal rato viajando en aviones, superando penas de amor y en distintas etapas de mi vida, por culpa de estos molestos e inesperados arranques de ansiedad y sobresalto que parece que no tuvieran sentido. Se estima que tres de cada diez personas en el mundo padecen uno en determinado momento de sus vidas. Incluso, muchos lo confunden con ataques cardíacos, pues al momento en que la crisis es mayor, puede presentar síntomas similares a este, como la falta de aire, palpitaciones y hasta dolor en el pecho. Recién en la década de los ochenta la Organización Mundial de la Salud (OMS) lo clasificó entre los trastornos de ansiedad. Y para muchos expertos, se trata de un mal propio del estrés y estilo de vida moderno.

- Combatir un ataque de pánico
- Calmarse

ESTE ES EL REMEDIO:
Respirar dentro de una bolsa

1 bolsa de papel

Cubre tu nariz y boca con la abertura de la bolsa de papel. Inhala por la nariz y exhala aire por la boca contando hasta 10, dentro de la bolsa. Quita la bolsa y respira normalmente otras 10 veces afuera de la bolsa y repite el proceso completo hasta que te hayas calmado.

Por qué sí funciona

♦ Uno de los síntomas más complejos del ataque de pánico es la falta de aire o disnea, y la hiperventilación, que consiste en el aceleramiento de la respiración por la agitación del momento.

♦ Cuando estamos en una situación normal de respiración, el oxígeno pasa de los pulmones a la sangre. Cuando estamos hiperventilados, en cambio, el oxígeno no alcanza a llegar a la sangre, por más rápido que respiremos. El hecho de no tener suficiente oxígeno provoca que empecemos a sentir calambres, temblores, hormigueo y que, por lo tanto, nos pongamos más ansiosos.

♦ Al respirar con la bolsa se corrige el desnivel de oxígeno que padecemos y comenzamos a relajarnos, retornando poco a poco a la normalidad.

Brócoli crudo

Anatolia, el Líbano y Siria fueron los primeros sitios que conocieron las ventajas de este vegetal tan rechazado por la mayoría. Sin embargo, los romanos se hicieron fanáticos suyos apenas lo conocieron. Lo llamaban

• Ayudar a mantener los dientes sanos, limpios y blancos

"los cinco dedos verdes de Júpiter". De hecho, en el siglo I, el gastrónomo Marco Gavio Apicio lo incluyó en sus recetarios en todas las formas: crudo, hervido, con aceite de oliva o en puré. Luego fue llevado a la península itálica, donde también su uso culinario se hizo bastante popular.

En la Edad Media, en algunos lugares de Europa, era una tradición regalar a las parejas de recién casados una sopa de brócoli para asegurarles la descendencia. Así nació la leyenda de que los niños nacían de una planta de este vegetal o de la col.

Por qué sí funciona

♦ De acuerdo con un estudio hecho por los investigadores de la Escuela de Odontología de Bauru, en Brasil, publicado en la *European Journal of Dentistry*, el hierro presente en el brócoli puede formar un revestimiento resistente a los ácidos en la superficie de los dientes. Esta capa reduce el contacto entre la acidez de los alimentos ácidos y sustancias, como la soda de algunas bebidas carbonatadas, con el esmalte de los dientes. Además, la consistencia del brócoli crudo ayuda a pulir los dientes al contacto.

Este vegetal es un alimento seguro y altamente nutritivo, con propiedades antioxidantes. Sirve de apoyo en la prevención del cáncer y para bajar el colesterol. Si padeces de hipotiroidismo, debes consultar con tu médico si puedes consumirlo, en qué cantidad y con cuánta frecuencia.

Ver el remedio en la página · 174

Café

La palabra café (o *coffee*, en inglés) proviene del árabe *qahwah* y significa "energía" o "vigor". Es también el nombre de la zona etíope de Kaffa, desde donde la planta de café se distribuyó por el

• Combatir ataques de asma

mundo. Cuenta la leyenda que un pastor de Etiopía les contó a unos monjes cómo, por casualidad, descubrió que sus ovejas, cuando comían las semillas de unos arbustos, saltaban de un lado a otro por las noches. Los monjes, muy curiosos, tomaron una infusión de las mismas semillas y pudieron pasar las largas noches orando. La noticia se regó como la espuma y, desde entonces, los mercaderes más astutos comenzaron a sacarle partido, convirtiendo al café en uno de los productos más apetecidos. Hoy en día, es el segundo bien más comercializado en el mundo después del petróleo.

Por qué sí funciona

◆ En palabras simples, el asma es una afección respiratoria crónica que produce la inflamación de los pulmones y el bloqueo de los bronquios, impidiendo que la persona pueda respirar.

◆ De acuerdo con un estudio publicado en 1987 por la revista *American Review of Respiratory Disease*, la cafeína tiene un efecto broncodilatador en los niños asmáticos. Asimismo, puede producir un porcentaje de mejoría significativa en los adultos asmáticos ya que dilata los bronquios y abre las vías respiratorias.

◆ De acuerdo con informes de la Universidad de Harvard, el despeje de las vías respiratorias y apertura de los bronquios de manera segura con una taza de café negro se debe también a otra sustancia llamada teofilina. Esta relaja los músculos que rodean los tubos bronquiales, actuando como un "enfermero" de primeros auxilios hasta que la persona recibe la atención médica necesaria.

◆ La cafeína es también un tipo de metilxantina, una clase de medicamento que abre las vías respiratorias y estimula el flujo de aire. Por lo tanto, también puede ayudar en otras enfermedades pulmonares obstructivas crónicas.